根本飲食法

怎麼吃比吃什麼更重要

還原基本意識飲食方法，邁向身心安定的終極健康

李宇銘——著

推薦序1 Recommendation

和食物愛情長跑

周兆祥／綠色力量、綠色生活教育基金、香港食生會創會主席

曾幾何時，我和絕大部分人相同，吃飯就像是汽車油缸耗盡駛進油站加油那樣，匆匆填飽肚子就上路，雖然，嘗到好滋味時也備感享受，但是飲食對以前的我來說，是為了補充營養、為了生存，而必須每隔一會就重覆進行的動作，僅此而已。

直到三十多歲，認真學習靈修，赫然聽到這樣的說法：進食，是一種靜心、是一番祈禱；進食，是人與上天的約會，連結天地線——宇宙透過食材給我們啟導、滋潤、祝福。於是我終於明白，每一餐飲食不再止於物理、化學的層面（吃飽才可活下去），而是變成能量的轉換（心靈與精神提升的機緣）。

這是完全不同的人生境界——

——從此，刻意不斷提醒自己，每一口食物吃進去，都要細細嚼慢慢嚥。

——從此，盡量進食時不說話（所以大部分時間獨自吃），什麼也不看（除了欣賞風景）、什麼也不聽（除了大自然的聲音或自選的音樂）、什麼也不去想，排除了萬緣，專注享受食物的味道和進食帶來的快感。

——從此，飯前飯後感恩，誠意道謝大地恩賜的有形（養分、熱量等）和無形（享受、能量等）祝福。

——從此，除了重視食材安全、營養之外，更關注它們的能量有多高（包括生產的農場處理的公司有多少善業惡業、廚隊和服務生有多開心等等），還有最關鍵的就是自己進食期間的生理心理狀態（包括環境有多清靜舒服滿意、身體是否充分準備好享受這一餐、情緒有多輕鬆自在）。

我感恩這樣的生活習慣改變澈底轉化了我的生命：每一餐都更享受、身體消化吸收更好、食物源源不絕回饋，讓我明白該吃什麼，該在什麼時候吃多少、得到更多身體和精神上的滿足感；而且最求之不得的，是在靜心狀態下飲食的我，不時能夠創意靈感閃現，上天的啟導指示隨時冒出。這樣實行了二三十年，結果愈吃愈簡單、愈吃愈天然，體驗到吃的喜悅。

和食物談戀愛，原來好值得。

當我知道李大夫努力用心寫這樣的一本書，興奮期待，拜讀內容，既折服敬佩又為社會大眾慶幸，滿心驚喜。全書不但印證了自己漫長修行路上的飲食體驗，還具體介紹飲食養生與修心的理論與實踐，太難得了，太厲害了。往後我將會毫不猶疑在每一個飲食課程和靜心營，提醒大家細讀，更要推薦給每一位有志追求生命豐盛精進的有緣人。

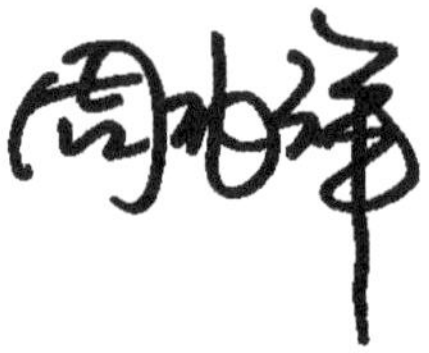

推薦序2 Recommendation

飲食與心耕

孔慶玲／綠色生活教育基金榮譽會長、前主席

進入這篇推薦序前，我想先感謝媽媽從小的教導，感謝周兆祥博士給我的啟悟，也感恩曾經在綠色生活教育基金Club O踐行「根本飲食法」的同行者。

自小的學習

小時候的學習，可能影響畢生，成長後的行為模式看似各異，然而深層的根源不容忽視。今天，讓小朋友圍坐餐桌齊用膳的家庭不多，尤其在二至三歲的階段，因為怕擾攘或要

分身照顧，寧可讓孩子先吃或由家人分擔。其實「用餐」是相當重要的學習環境，記得小時候圍座吃飯時，有一事必須先做才可吃飯——「叫人吃飯」。無論是最小的我或最大的哥哥，我們都要好好地說：「媽媽吃飯、哥哥、姐姐……吃飯。」如果有親友同桌，小朋友也要禮貌地叫人吃飯。

飲食的喜悅

八〇年代，我首次在香港素食學會接觸「意食*」（當時稱為「禪食」），當時內心感受到一種莫名的喜悅！及後，才逐漸從體驗中洞悉意食的真義。

入座後，主持人（當年唯一主持人是周兆祥博士）請各參與者放下身上物品、背包，然後安坐，場內開始止語，洋溢著寧靜的氣息。主持人開始與眾一起練習，進入安靜、自在的狀態！

首先，以「慢而深」的呼吸練習，協助在場參與者展開「歸心」的練習。

過程中，眼睛呈半垂簾狀態（我們的眼睛容易被外物吸引而分神，閉目卻又容易令人不自覺中陷入昏睡），經過了二到三分鐘的歸心練習，參與者逐漸進入狀態（經驗所得，工作人員也務必要配合，在這進食期間需要暫停工作，避免發出不必要的噪音）。

以上兩種練習，或多或少能導引參與者放鬆，從生活中的喜與悲、繁忙、急速、擔憂、掛慮、執著，逐步慢下來，回歸平靜；意食的根基必須從心出發，當然，每位參與者的歷程因人而異，有不同的階梯。

煮食與進食

至於食材與製作，「簡單」是核心，無論是湯、飯、配菜、烹調方式、食材等均以簡樸健康為主，不做過度的烹調或只側重美食。

進食過程的時間，視乎團體的可能性，如果在歐洲或許至少三小時吧！切勿大驚小怪，歐洲鼓勵慢活，當然是包括慢食、慢行，所以進食一小時絕對不是天方夜譚。

主持人鼓勵大家慢慢咀嚼，最理想是每口食物最少咀嚼三十次。我曾了解過一些中學生們的吃飯時間，答案是五至十分鐘內用完午餐，如此累積的後果，雖然未必當下立見，但長期來看絕對不是好事。（也許研究腸胃科病理學的專家，也會給你一些令人驚嚇的回應。）

感恩與心耕

意食活動後不忘的是感恩。不少香港人自小習慣，以為錢可以解決一切，如果有機會到農田耕種，體會農夫的艱辛，農夫對於農田的作物必須是「看天做人」，一場的暴風雨，農田作物可能就「全軍覆沒」，因此我們眼前的蔬果真的來之不易！不管是稻米、蔬果、農夫、蝴蝶、蟲蟲、陽光、雨水、耕田的牛大哥……當人願意放下「以人為中心」的自大，有生之年與你同行的眾生，都是我們的「恩師」。

謹此，總括「意食」之意，我個人視之為「心耕」。

讓我們一齊滿懷感恩之情，繼續「根本飲食法」的練習！

孔慶玲

＊「意食」為「根本飲食法」的另一稱呼，是根本飲食法的精神，指「有意識地飲食」，開放全身感官，同時也用心感受全身、用心專注，由自己覺知食物的特質，從而掌握飲食健康的法則。

推薦序3 Recommendation

以心為「根」，以人為「本」

董家霖／財團法人心覺醒文教基金會執行長

因為與李大夫理念相同，相識至今，我們在台港兩地推動和平飲食和身心靈相關議題。去年，心覺醒與李大夫出版了在台灣的第一本新書《向癒》，吸引更多人對他的關注與喜愛，隨著李大夫的知名度水漲船高，我也同時見證他在靈性道途的決心與成長。

我總玩笑說：「李大夫變心了！」這位世人眼中的杏林聖手，粉絲心中的「醫聖歐巴」，不斷地在蛻變升級——改變他的心，變得更擴展、更明晰、更細膩，更能體察生命的精髓、事物的真相。有幸透過明師的傳承與修行的路徑，他的心不斷在千變萬化，更加能精準地以最智慧、最根本、最簡單的方法，解眾生究竟之苦。

相對於這個「變」，李大夫始終不變與堅持的是，深究中醫的專業和追求真理的熱情。這本新書《根本飲食法》的誕生，更是這位醫者仁心的智慧展現。《向癒》探討的是疾病背後的因，而《根本飲食法》傳遞的是飲食心態和身心症狀，甚至疾病的種種關聯，更加具體與容易落實，從食物的選擇到進食的態度，剖析思想、情緒到行為的深刻影響，完全涵蓋了一個人之所以健康喜悅長存的必要條件。

食物是人類與這個物質世界最深刻的連結，我們每天無可避免在選擇和取用食物，如果深究，我們能夠透過意食（有意識的進食過程），在身心靈各個面向獲得更大的滋養、滿足和提升，可藉以自我修煉轉化心性的日常，甚至開啟與天地萬物合一的本來。

人生最大的目的，是從人世間無意識的昏迷中覺醒過來，用最健康的身體，回到自己的本性初心，讓我們一起從心覺醒，以愛生活，學習用平靜專注，感恩喜悅的心，來享受上天恩賜的食物和祝福。

董家霖

前言 Foreword

吃的方式比食物本身更重要

相信大家都曾觀察到一種現象：在朋友之中，有些人吃得再少都會肥胖，有些人吃很多東西卻仍然很瘦；又或者不同體型的人，長時間一起生活吃飯，即使大家的食物份量相當，可是都能滿足自己的健康需要。

從一般營養學的角度來看，吃多了的人應該胖、吃少的人應該瘦，可是事實卻並非如此！這顯現出一個基本的問題——飲食的消化與吸收，是兩回事。有些人消化能力很強，可是卻吸收不好，故此儘管吃得再多卻依然很瘦。

又例如寺廟中的和尚，他們的飲食清淡，青菜豆腐米飯，味道也不濃，從一般人的角度來看，他們的營養應該不太夠吧？可是有些寺廟的和尚還是練功夫的，身體是多麼的壯健，也有一些和尚相當肥胖；更極端的例子，有些吃素的人，他們除了不吃肉以外，更不吃煮熟的食物，只吃生的蔬菜水果，稱為「食生者」、「生機飲食者」；甚至有些人屬於「果食者」，像靈長類動物一樣主要吃水果生存，飲食中不吃其他煮熟的食物！這些飲食方式，從營養的角度來看，肯定不怎麼夠營養吧？可這樣的人卻能健康生存，甚至有返老還童，白髮變黑髮，擁有極佳健康，超乎常人！

為什麼會這樣？傳統中醫對此有很好的解釋：飲食的消化與吸收，可理解為胃和脾的功能，即使一個人的胃消化再好，如果脾不好的話，縱使消化了也未必能夠吸收！是什麼原因會導致「脾虛」？中醫認為「思傷脾」，直接的說：**頭腦想東西想得多，吸收能力就差！**

所以我們也會發現，有些人就算胃口不錯、吃很多東西，可是身體依然消瘦，他們的性格往往就是「善於擔憂」，習慣思前想後，心煩容易恐懼，又或者不能安靜下來吃飯，吃飯時總是喜歡看電視，或者一邊吃飯一邊做別的事，不能專心吃飯。如是者，無論怎樣吃好東西，都不會長肉，但這些人卻不知道，原來自己的消瘦，是自己的思想性格所造成。

這就是為什麼說——吃的方式、態度比食物自身更重要！**就算你吃的食物有多豐富營養，如果你的頭腦沒辦法平靜下來，吃再多也只是浪費**。這也可以理解為終極減少浪費食物的方法！其實要供養自己身體一天的需要，所需要的食物不多，如果一個人在飲食的過程中，愈少思慮，他的吸收能力愈好，也就是食物轉化成為自己能量的「效率」愈高，他就愈少浪費食物！相反如果他思慮過度，每天瘋狂飲食也不長肉，那根本是一種浪費啊，吃多少都只是水過鴨背，匆匆流過，食物只是通過身體之後又重歸自然。

提倡「根本飲食」，不單是對自己個人的健康有終極影響，更是對環境的健康有重要意義，可以說是一種「體內環保」。

這樣的飲食健康的基本法則，也是自古流傳下來的智慧，只是到了現代急促的社會環境之中，我們逐漸忘記了自己的本能。回歸傳統的飲食智慧，用心去飲食，帶給我們的不只是健康，更是身心的提升——透過每天都要進行的飲食，帶領我們進入修行，發現人生的意義。

這場飲食的革命，你準備好參與了嗎？

目錄

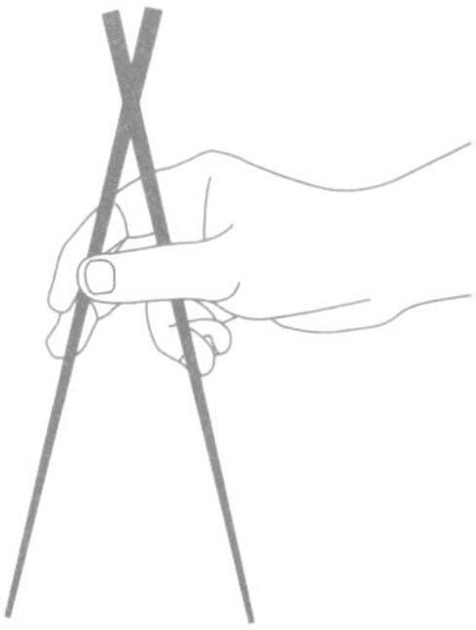

目錄

目錄

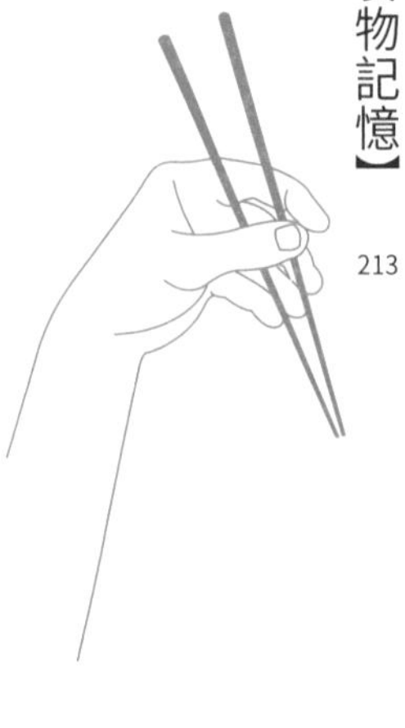

目錄

序章 Prologue

我為什麼推廣根本飲食法？

根本飲食法對我最大的益處，
是讓我得知並掌握飲食健康的法則，
消除對選擇食物的憂慮，得到自由的喜悅。

飲食之道何其多，該相信、選擇的是？

我是一位中醫師，在學醫的過程中，經常被問到許多飲食問題：高血壓要吃什麼食物？失眠吃什麼好？怎樣吃可以去水腫？怎樣吃可以補身？怎樣飲食才能身體健康？不同季節吃什麼食物？怎樣補充鐵質鈣質B_{12}？身體寒涼吃什麼好？咳嗽可不可吃水果？虛不受補怎麼吃？……

這一大堆吃的問題，迫使我要努力學習怎麼回答。可是，在我們中醫的課程之中，沒有西醫的營養學課程，中醫食療養生的部分也很少，實際上，大部分這些問題，書本上都沒有，老師也沒有教。

為了求知，那就自己努力補課自修吧！首先我找了不少飲食養生、營養學的書來學習，一開始學習的時候，覺得頭頭是道，好像每一個問題都能夠有答案。

可是當我深入探究，發覺同一個問題，在不同的書之中竟有不同看法！比如你可以上網搜尋一下，「橘子」、「椰子汁」究竟是寒性還是熱性的？光是這一個問題，就有許多不同的解釋，有認為是溫熱的，有認為是寒涼的，也有認為是平和的。

即使是「西瓜」這種公認是寒性的水果，原來也有人認為它是熱性的，因為有一些人吃了西瓜之後，身體會上火！像這般飲食養生的問題，公說公有理，婆說婆有理，每個人的說法都不同，我們應該相信誰？

抱著求真研究的態度，我總覺得不可以模稜兩可。這也是我對中醫的研究精神，我花了十多年研究中醫經典，也發現面對同樣的古籍原文，後世的醫家也會有許多不同解釋。例如有一種常用中藥叫半夏，不同古籍記載它是溫性、寒性、平性，究竟哪本書說的對？

這讓我明白到，過去我以為自己已經理解的問題，或許也只是「迷信」而已，這些養生營養的知識，是怎麼來的？怎樣判斷是否可信？這些知識是真理嗎？就算是經過現代科學研究，是否就等於可信？科學是不斷進步、不斷推翻自己的，現在許多營養學知識，經過一段時間就被推翻，究竟有沒有方法可以得到終極的智慧、不變的真理？

這就好比一個人嘗試煮一種新的麵條，一般會問店老闆要煮多久，或者看著食譜的指引、看看包裝袋後面寫著要煮多少分鐘，可是麵條究竟熟了沒？這樣的問題，對一個熟練的廚師來說，看一看就知道了。養生營養知識也是一樣，如果我們不懂得自己判斷，就只能依賴別人了。

古時沒有現代的科學、營養學，可是古人也懂得飲食健康之道，甚至說動物無需學習，也知道自己需要吃什麼。人類既然是萬物之靈，也一定有方法，可以直接知道如何飲食吧！

重回神農氏精神——靠自己發現食物的特質

古人的飲食知識，例如中醫對於食物、藥物寒熱屬性的認識，是怎麼來的？漢代的《淮南子》說：

「神農乃始教民……嘗百草之滋味，水泉之甘苦，令民知所避就。當此之時，一日而遇七十毒。」——《淮南子．修務訓》

這就是「神農氏嘗百草」的出處，這一段話很多人以為，神農氏亂吃東西，於是一天中毒七十次！當然不是這樣的。古時候所說的「毒」，是厚、多的意思，亦即是偏頗之意，由於每一種天然之物，都有偏向的特性（偏性），有些偏寒，有些偏熱，這裡說的七十毒，就是說一天嘗試了七十種不同的物質，而不是指會「中毒」。

據說神農氏不是一個人，而是一個「氏族」，就是一個部落社區的概念。他們做的就是不斷用自己身體去「嘗試」做實驗。當時不像現在這樣，每一種食物、藥物，都有書籍記載它的作用，很多自然界的植物、動物、礦物，人們未必認識，因此他們就去嘗試、去體驗。這裡說「嘗百草之滋味」就是嘗試各種植物的味道；「水泉之甘苦」就是嘗試不同水源的味道，就連水也可以品嚐出不同的味道，可見他們十分用心，仔細的去觀察辨別；最後「令民知所避就」，目的就是將這些食物和藥物的知識傳播開來，讓人們可以防避一些不好的東西，懂得如何選擇。

這就像現在推廣營養學、飲食養生的知識一樣！幫助人正確選擇。可是當我們面對氾濫的資訊——當中混合了許多虛假意見、憑空想像，未必經過驗證；在這紛繁複雜的世界，尤其是現代世界交通方便，面對非常多新的食物，有沒有簡單的方法可以幫助我們選擇判辨？

提倡根本飲食法，就是回歸神農氏的智慧，**直接發現食物的特質**，從而掌握飲食健康的法則，每一個人都可以做得到。

你試過內心樸素地吃一頓飯嗎

我對於「根本飲食法」的認識，來自香港素食會*的一個活動，這是自一九九六年開始，每星期舉辦的免費聚餐活動，目的是為了推廣素食，讓會員可以一起吃得健康。起初只是每週舉辦一次週六的「免費午餐」，吸引人來嘗試素食，期間也安排茶座分享。

後來這活動逐漸形成了一種模式，就是參加者一起安靜地吃飯，於是大家在想，應該要給予什麼活動名字？初時的名字叫作「禪食」，活動一直舉辦至今，後來改名為「心食」、「意食」，已經有二十多年歷史了！逐步形成了整套特色飲食理念，在各種飲食活動中推廣。

有人說這個世界上 "No free Lunch"（沒有免費的午餐），我們卻創造了奇蹟，數萬人參加過意食活動，生命得到轉化。

「意食」不只是一個素食聚餐。我們在推廣素食的過程，發現只是吃吃喝喝是不夠的，如果不能夠安靜下來吃飯，就難以體會食物的滋味。因此我們將活動制定一個基本規則：寧靜地享用一頓素食。這種方式，得到許多正面迴響，參加者覺得一試難忘，原來很多人從沒試過安靜地吃一頓飯！只要專心地吃，就算是一份簡單的食物，也能吃出滋味與幸福。

雖然意食一開始是基於推廣素食開始的，**實際上意食並非一定要吃素**。意食是一種飲食態度、飲食方式，吃什麼食物都可以。可是透過意食的過程，會幫助我們更用心的去選擇適合自己的食物，逐步變得更健康。

我們提倡的意食，本身並無宗教背景，起初目的只是在香港推廣素食，但在活動發展過程中，發現**素食不只是不吃肉那麼簡單，素食即謂樸素的飲食，這種樸素不單是食物種類，更需要有「素心」，當內心變得樸素的時候，整套飲食的方式也會有所變化。**

本書所提倡的「根本飲食法」，是指最基本的飲食方式，而這種飲食法我們又簡稱為「意食」，是指有意識地飲食，而意食倒過來就是「食意」，亦即是飲食的意義。透過意食，不單帶來飲食的改變、明白飲食的意義，甚至可以帶來整個人生的變化。

特別記得有一次意食活動，參加者是一批較為年長的家庭照顧者，他們都是第一次體驗。吃完飯之後大家分享心得，有一位大約五十歲的女士，她說：「我這麼大了，從來沒試過這樣吃飯，這次體驗十分難忘感動，讓我覺得食物特別美味、特別快樂！」

這讓我猛然發覺，原來我們推廣這麼多年的意食，雖然簡單，卻能給人帶來喜悅幸福！

我是根本飲食法的實踐者、受惠者

我從小是一個飲食急促之人，能在五分鐘內就吃完一頓飯，中學時我還未吃素，為了趕著中午休息時間去打球，我可以兩分鐘之內吃完一個肉醬義大利麵！（基本上不是吃的，而是喝下去的。）

吃飯焦急，沒有體會食物的味道，只是為了填飽肚子，就像去旅行是走馬看花的話，離開後沒剩下多少印象。後來嘗試過意食，才發現自己沒試過如此放慢地吃一頓飯，食物一直都是匆匆而過，真的是囫圇吞棗。剛開始的時候其實是不習慣意食的，感覺浪費時間啊！為什麼不趕快吃完飯去做事情？一邊吃飯不可以一邊聊天、看電視，為什麼不更好利用時間？許多問號出現腦海，不能平靜。

後來嘗試多次這種飲食方式，才明白吃得如此快，不單對消化不好，更是對自己整個人不好——根本沒有享受過食物的滋味，沒有活在當下。對食物滋味有所察覺之後，自然對食物選擇有所考慮，不好吃的、對身體不好的，就不想吃啊！

學習意食之後，飲食的方式有了許多的改變，自己的身心也有變化，對內心的感覺更加敏銳，原來用心去吃，完全是另一個世界。根本飲食法是通往終極健康的飲食法門，讓我重新享受飲食的樂趣，**成為一個有感覺的人**。

本書是實踐根本飲食法的心得分享，是我和一眾志工努力實踐多年的寶貴經驗總結。根本飲食法已經影響了許多人的生命，是一套簡單而龐大的飲食理念，容易學習，只要你從中得到一二，對你的飲食、健康和人生一定有所得益。

當你回歸正確的飲食方法，親身體驗到生命的改變，你自然會將這種飲食法則介紹給身邊的人。只要一念之差，透過飲食的改變，人生將不再一樣。

＊「香港素食會」（Hong Kong Veg Society）於一九九五年成立，當時名為「香港素食學會」，是致力推動香港素食文化的組織，該會在多年的發展過程中，不單推廣素食的好處，更從綠色生活各方面推廣綠色生活理念。為拓展會務需要，於二〇〇四年十二月另行成立了「綠色生活教育基金」，周兆祥博士為創會主席，而「香港素食學會」則於二〇〇五年正式結束，保持其原有宗旨，並加入綠色生活教育基金之下改名為「香港素食會」，現與Club O、Club O店，蔬乎里，為綠色生活教育基金下屬的四個發展項目。

第一章 意食是什麼

Chapter 1.

「根本飲食法」，又名「意食」Conscious Eating，是一種飲食的態度，也是一種健康飲食的法則。這種飲食方式，自古以來已有提倡，是各種文化、宗教之中已有的飲食觀念，只是過去通常稱為別的名字，例如禪食、靜食、淨食、慢食、覺食、正食、心食、用心飲食、靜心飲食、覺知飲食、正念飲食、專注飲食、slow food、mindful eating、conscious eating等等，觀念大同小異，均是從某一個角度提倡這種飲食法則的重要性。

我們提倡「意食」，是一場飲食的革命，回歸飲食的基本點，喚醒我們**飲食並非只是為了身體需要，重新連結飲食與心靈的價值。**

1. 食不用心，食而無味

我們天天都在飲食，卻未必覺知自己正在飲食。

在四書之中的《大學》有段話大家一定聽過，叫作「修身，齊家，治國，平天下」，可是這段話前面還有八個字，叫作「格物致知，正心誠意」，其中的「正心」指什麼？《大學》中有如此解釋：

「所謂修身在正其心者：
身有所忿懥，則不得其正；
有所恐懼，則不得其正；
有所好樂，則不得其正；

有所憂患，則不得其正。

心不在焉，視而不見，聽而不聞，食而不知其味。

此謂修身在正其心。」——《大學》

這段話解釋什麼叫「正心」，用反面的方式論證什麼是「心不正」，包括有所忿懥（即憤怒）、恐懼、好樂、憂患等，亦即是當心有各種喜怒哀樂的情緒，那就是「心不正」了。心不正會有什麼問題？後果相當嚴重，心不正也即是成語「心不在焉」，會讓人出現「視而不見，聽而不聞，食而不知其味」！

想想看，當一個人「視而不見」，比如在擁擠的車廂內有女性被非禮，或者婆婆跌倒了在地上躺著，旁邊的人卻不伸出援手，這是否麻木不仁？一個人「聽而不聞」，例如有人被搶劫在呼喊救命，或者有孩子被拐在哭喊，旁人卻假裝不知道，無動於衷，你會喜歡這樣的人嗎？這些人都不太算得上是個「好人」。

《大學》這裡最後一句說「食而不知其味」，當你吃東西的時候，你卻不知道味道，看上去好像沒什麼問題，只是不知道味道，但還是吃下了東西啊，似乎沒什麼害處。可是，當你反觀前面「視而不見」和「聽而不聞」的意思，這兩種人也是我們平常厭惡、不喜歡的人，你自然會明白，「食而無味」也是一種不良的品德！

為什麼「食而不知其味」是一個嚴重問題？想想看，當你生病的時候，有時會出現味覺下降、不欲飲食，那時候就容易不開心了，很想趕快病好大吃一頓。當一個人吃東西時，如果總是無法在過程中享受到食物的滋味，不能享受到快樂，因此總是感到缺失、不足，甚至會變得貪得無厭，不斷希望找尋更多來吃！永遠滿足不了自己的慾望。可想而知，一個簡單的食而無味，會影響人的性格情緒，問題可大可小。

再想想看，我們很多時候吃東西，的確不知道食物的味道。如果你一邊吃東西，一邊看電視、玩手機、看報紙雜誌，或者跟人聊天、開會，又或者忙著一邊工作一邊吃飯，你吃了什麼，其實都沒有細細品味。

記得有一次參與一個會議，因為趕時間一邊吃飯一邊開會，地點還是在一家著名的酒家，主持人請客點了各種山珍海味，乳鴿炸雞魚翅蒸魚，因為我開會前已經吃了飯，我坐在一旁看著大家吃，當大家一邊專注在思考討論問題，同時一邊將面前的食物放進嘴巴，我就明白到什麼是「暴殄天物」了！大家根本沒有用心享受食物，晚飯後吃了什麼都忘記了，即使沒有丟掉食物，實際上也是糟蹋。

「意食」就是指透過正心做到食而知味的飲食方法，簡單來說就是「用心去吃」、「用心飲食」。這種飲食方式，是傳統文化上「修身齊家」之前的更重要一步，當人能夠掌握正確的飲食方法，才能夠從飲食之中增加覺知、覺察，從飲食過程中體驗怎樣「用心而活」。

有了覺知，就能夠更明白自己的真正需要，這首先要做的，就是要避免「不自覺」，亦可以叫作「無意識」、或者「習慣」。習慣了的事情不一定對，就好像搭乘手扶梯，人們都習慣在右側站著排隊，讓出左邊，卻有不少研究說兩邊一起站更為節能有效率且安全，那為什麼人們卻天天這樣做？這就是習慣。**每天習慣的飲食方式、吃的食物，我們或許從來沒有思考過正確與否**。意食就是需要自覺、有意識，要做到「食而知其味」、「食而有味」，其目的就是要做到「正心」，讓我們的心恢復平和，那樣才能進一步做到「修身齊家治國平天下」。

意食，是成功人生的基本功。

用心覺知什麼？

意食，其中包含了「覺知飲食」的部分。所謂的覺知 Conscious、Awareness，覺知就是「從感覺得知」，也是有覺察、有意識的意思，有意識地飲食，相反就是避免無意識地飲食。有時候也將覺知翻譯為 Awakening，中文叫作「覺醒」，「覺醒」又可稱為「醒覺」，這兩者意思基本相同，均是指明白、覺悟，亦即是本身不明白某事情，但一下子就明白了。

覺醒不是指我們明白了一些新的知識，覺醒包含了一層意思：這種明白是人與生俱來就已經知道的，只是忘記了，現在再次記起。

仔細地咬文嚼字，兩者可有先後次序，「覺醒」就是先覺知然後醒悟，而「醒覺」就是先醒悟而後覺知。這兩者有細微的差異，「覺知」是指感受，即是察覺，是觀察層面的，是人與外在環境的關係；「醒悟」是指心的意識，是心的能力，心對外在環境產生了認識。

覺醒還是醒覺？

進一步討論，究竟是先有感受、後有意識？還是先有意識，後有感受？感受是常在的，只是心是否能夠意識得到？就好像食物是常在的，只是心是否感受得到味覺，故此「覺醒」的重點是在「醒」——心要甦醒。

從這個層面看，現在提倡的是要「醒而覺」，就是心要醒悟，才能覺知食物的味道；而從真實生活的層面來看，如果心已經保持醒悟了，遇到了食物，心就自然能夠察覺而意識得到，那就是「覺而醒」。

因此當「醒覺」了以後，過的就是「覺醒」的生活；現在要達到醒覺，而醒覺了之後的真實世界生活，就是覺醒的人生。醒覺是手段、過程，而覺醒就是目的。

「覺醒」的另一個含義，是指從睡夢中醒來。西方有一句諺語說：「你無法喚醒假裝睡覺的人」（**you can't wake a person who is pretending to be asleep**），尤其是「覺醒」的意思，本身是指恢復已有的記憶，可是為什麼忘記了？為什麼忘記了吃飯應該是「食而有味」的？為什麼不去好好享受食物的滋味？這就是現在人類變態的地方了！例如**應該好好安靜下來享受食物，可是卻總是不願意專心地吃，總是在飲食的過程中要找點事情來做。這就是我們「裝睡」的原因了，我們為了追尋其他各樣事情，卻忘記了人生一些基本點。**

意食的終極目的，是為了回答一個關鍵的人生問題：**「我是誰？」**

回答這問題的過程，也就要同時回答一大堆問題：我為什麼要吃東西？為什麼這樣吃？要怎樣吃才最好？應該吃什麼？……這些根本問題，都是人類要搞清楚的事情。自然界的動物，大都懂得回答這一大堆問題，知道如何選擇食物，只是人類忘記了，才要透過後天學習各種知識。意食就是讓我們重拾這種能力，知道飲食是什麼一回事。

意食即是有意識地飲食。我們要從飲食覺悟、明白什麼？簡單直接地說，就是在飲食的時候，要知道自己正在飲食（食而知其味），更要覺知自己的存在（正心）。很多人都是「心的奴隸」，將自己的心交出去，不知道去了哪裡，沒法掌控自己的心，這也是人生最痛苦的地方！就像飲食這麼簡單的事情，卻總是不能安靜下來，享受食物的滋味，這是多麼的可憐啊！意食，目的就是解放你的心，給你得到真正的自由，享受真正的快樂！

透過意食覺知自我關係

透過意食，可以提升我們人生的覺察力，可以分為三個層次：

一、覺知飲食與自己的關係

二、覺知我與自己的關係

三、覺知我與天地萬物的關係

第一層次就是上一節提到的，覺知自己的心，當體驗到食物的滋味，那就重新連結了食物與自己的關係。

後兩個層次，則是提升飲食覺察力之後的延伸目的，當心恢復平正，那就更容易明白到我和自己的關係，甚至明白到人與外在環境、天地萬物的關係。這就是為了回答「我是誰」的問題。

後兩個層次不是本書的主要內容，這是各種心靈或宗教著作的討論範疇。可是，如果沒有做好第一層次，就很難向第二、三層次進發，又或者說，做好第一層次，自然能夠幫助明白更高層次的道理。

在中醫經典《黃帝內經》之中有一段話說：

「岐伯曰：要乎哉問道，昭乎其如日醒……

黃帝曰：何謂日醒？

岐伯曰：明於陰陽，如惑之解，如醉之醒。」——《靈樞．病傳》

這裡岐伯提到的「問道」，就是黃帝希望認識醫學之道、天地陰陽之道，也是等於通達宇宙萬物各種事情。岐伯將這種「得道」，稱之為「日醒」，就好像人晚上是睡著了，而開悟明白天地陰陽之道，就好像日間醒來，或者從酒醉中醒來的感覺，讓我們從迷惑之中甦醒。

《黃帝內經》本身是一部中醫經典，講述醫學與養生的知識，它不是一部宗教書籍，可是如果明白這些知識，也可以幫助我們「入道」解惑。明白飲食的道理也一樣，透過意食，也可以認識自己、認識天地萬物。

對於一般人而言，直接跳到後面兩個層次，是比較艱難深奧的事情，第一層次則比較容易入門，尤其是飲食是每天需要進行的事情，如果你平常習慣一天吃三餐，那一天最少有三次機會，可以用來提升自己！能夠在吃的過程保持覺知的心，無論對健康抑或人生也有幫助，一舉兩得，何樂而不為？

意食的第一個層次，是提升人生意識的過程中，最基本的、最容易做到的，一般人很難跳過第一層次，而直接到達後面兩個層次。因此本書所提倡的「意食」，主要討論的是第一層次的內容，而這一層次又是貫穿在整個三個層次的過程之中，好比金字塔的底層一樣，是入門的基本層次，給我們一個更方便的途徑去提升自己，只要做好這一層次，人生自然能夠得到飛躍。

2. 意食是改變人生的練習

透過飲食來幫助專注，是容易做到的，所以身體健康、情緒平衡、自我修行，不妨從每日的三餐開始。

意食即誠意不自欺

想要覺知飲食與自己的關係，首先需要做的事情，是**寧靜地飲食**。這是基本條件，當我們在說話，又或者環境嘈雜，那樣心就難以安定，不能安定就自然是心不正、心不在焉了，容易食而不知其味。要做到覺知食物的味道，需要寧靜舒適的環境，甚至禁語、不作聲，這是基本的條件。

例如你收到一塊名貴的糕點，或者名貴的巧克力，你肯定不會隨便地放進嘴巴，不會同時吃著其他食物，又或者一邊看電視一邊吃，也不會在一個骯髒嘈雜的環境去吃。你會珍而重之地，找一個舒適乾淨寧靜的地方，專心地享受這滋味。這就是意食的狀態，每個人都曾經試過，而意食所提倡的，是將這種心態**貫徹在每次飲食當中**。

人的心思與觀察力，是相對相反的兩種能力，專心在觀察的時候，心思就只能暫停工作；倒過來如果頭腦在思考，那麼觀察能力就會下降。

如果一邊吃飯一邊看電視，那麼心就受到外在影響而在動念，這時候觀察能力就會下降，對於食物的味覺就難以全面感受得到；反之如果專心感受食物的味道，觀察自己舌頭在口腔裡面的感覺，那麼心就容易平靜下來。

在這安靜的狀態，除了能夠食而知味，更可以做到「視而見，聽而聞」，能夠專注的活在當下，觀察當下自己的各種感覺，對自己的生命更有了解，可以說就是更清楚地認識自己。

這也是《大學》之中提到的「正心誠意」，「正心」之後就是要做到「誠意」，關於「誠意」的解釋，《大學》之中有如此詳解：

「所謂誠其意者，毋自欺也。
如惡惡臭，如好好色，此之謂自謙。」——《大學》

什麼叫「誠意」呢？誠意即是真誠的意念，簡單來說就是要做到「毋自欺」，就是不要自己欺騙自己，不要「自欺欺人」。

其中舉了兩個例子，「如惡惡臭」就好像厭惡惡臭的氣味那樣，「如好好色」就像愛好美好的顏色、事物那樣，這都是可以用心直接感覺得知，是一種內心的反射作用，不需要經過思考的。

所謂「誠意」，就是指真心喜歡或者厭惡一件事情，喜怒哀樂發乎於心，而不需要經過反覆思量才決定，代表著用真心對待事物，不會欺騙自己的心，做違反自己心的行為。這樣的狀態稱之為「自謙」，就是安然自在、心安理得的樣子，如果凡事都按照自己的真心而行，沒有違背，那樣的人生很美好不是嗎？

回到意食，如果飲食的時候，能夠專心地感受食物的滋味，沒有受到外在環境的干擾，那樣就是做到「正心」的「食而知味」，在這個前提下，就很容易做到「誠意」，知道了食物是什麼的味道，就能夠進一步用心去感受：我是否喜歡這種味道？這味道是否符合我的需要？

相反，如果不是處於正心的狀態，食而不知其味，就不清楚這是什麼味道，也不知道這是否自己的需要，只是為了其他原因而進食，這就容易產生各種問題。

練習1：環境與味覺

安靜下來，問自己以下問題，你對於食物滋味的評價，會否受到外在環境干擾？

1. 同一款菜式，例如一盤燙青菜，在高級餐廳吃，跟在路邊小店吃，感受是否不同？如果餐廳環境裝修很精緻，是否會感覺好吃一點？
2. 同一盤燙青菜，一家餐廳價格高昂，一家餐廳價格便宜，你會有什麼感覺？會覺得價格貴的就吃虧了？還是覺得價格貴的餐廳煮得更好吃？
3. 又是同一盤燙青菜，用不同的碗碟裝盛，你是否覺得用好看的盤子裝盛更好吃一點？用普通塑膠碟子則感覺不好吃？
4. 還是同一盤燙青菜，餐廳服務生的態度惡劣，上菜時用力放在桌上，醬油沾到你身上，這是否讓你感覺不好吃了？相反如果服務生態度謙恭有禮，會否感覺好吃一些？

這不同的心態，可以有兩種角度理解：

一般看來，大家可能覺得這些感覺變化相當正常，覺得吃東西其實不只是看食物，也要看氛圍，包括環境氣氛，是否乾淨或者髒亂，又如價格、菜式的擺盤等等。吃東西的確不單是吃食物，整個飲食過程都會影響我們的心。

另一方面，其實無論環境如何，如果食物一樣，味覺感受應該是一樣的，不同的是我們的心，因為受到其他因素所干擾，如果是一樣好吃的食物，無論環境如何惡劣，也可以享受到它的美味，而不用被其他因素所影響。那才是真正的客觀，食物的味覺本身是客觀存在的，只是心不正的時候，就受到其他因素所干擾，所以要真實地「知味」，就需要排除各種干擾。

這就好像試酒的專家，要品嚐酒的氣味時，要安靜自己內心，每一次喝一口酒也要先喝水或者漱口，清除口腔中的味道，那樣對每一種酒才能夠公平的品嚐。如果要吃出真味道，那就必須要讓感覺「歸零」，回到平靜狀態。

人生也是一樣，其實面對同樣的事情，可以有不同的感受，也可以有相同的感受，主要是看自己有沒有察覺的能力，如果心夠平靜、夠敏銳，就可以對每樣事物有真實客觀的體驗。

意食即是活在當下

當我們專心一致地做一件事情，不去思前或想後，那就是活在當下。所謂「活在當下」即是活在現在，當下和現在是同一個意思。意食，就是在吃東西的時候保持活在當下，專心地吃，不去想著過去或者將來。

吃東西的時候，如果一邊還想著剛才發生的事，例如還為工作焦急、剛剛跟人吵架還在生氣、到了一個新地方還在驚喜著……這些情感和記憶，都會干擾我們的心，不能專心地進食。反過來說，如果一邊躊躇著未發生的事，例如想著等一下有什麼工作要準備、等一會將要考試一邊努力背書、趕著吃完趕快繼續工作……這都是思想活在未來，不在當下。

在飲食的時候，要專注在現在這一刻的感覺。飲食的重點，當然就是體會食物的滋味，舌頭只有那兩三寸的長度，這麼短的距離，專注用舌頭感受味覺。除此以外，也可用各種感官感受食物，例如用眼睛觀察食物的顏色、形態，用鼻子嗅聞食物的香氣，用手觸摸感受食物的溫度、質感，如果專注於觀察這些事情，就能夠使心安定，減少各種雜念生起。

但就算沒有想著過去或者將來，如果同時「一心二用」，甚至是「一心多用」，這都是沒有活在當下。就像一邊吃東西，一邊看手機、看電視聽收音機、一邊上網看電腦、一邊看書看報紙雜誌、一邊跟朋友聊天、甚至一邊工作、一邊開會等等，這雖然好像是活在現在，但很多時候卻是「兩頭不到岸」，每件事情都沒有專心做好。

有些人覺得，如果吃飯時只是吃飯，不同時做點別的事情，那多麼浪費時間啊！所以就算是短短十幾分鐘的吃飯時間，都一定要看手機、看書本、看電視。雖然好像很合理，一心多用好像很有效率，但其實這樣會錯過人生許多的「風景」。就好像旅行時，你可以同時帶上你的工作，在路上爭取時間做事，但是去旅行的目的就是為了體驗啊，應該在車上多看看風光，而不是為了繼續完成工作。吃飯也是一樣，每一次吃飯也是一次體驗，如果吃飯總是做別的事情，那麼就錯過了每一次體驗的機會。**如果沒有在飲食上得到滿足，就希望反覆的再去體驗。這也是對某些食物「上癮」的原因。**

更仔細的說，就算專心地吃，沒有同時做其他的事，如果頭腦脱離了感受，想著別的事情，那也是離開了當下。例如很好奇想知道這新奇食物的名字？想著食物的成份？想著食物對健康有什麼好處？想著食物是否適合自己？想著這食物是怎樣烹調的？想著這食物值多少錢？……這看上去好像是當下的提問，也跟面前的食物有關，但是這些思想，如果無法在當下直接透過「感受」得出答案，那就屬於一個過去或者未來的問題，必須在過去記憶中搜尋答案，或是將來才能回答。

意食要學習的活在「當下」，就是不活在過去、不活在將來，讓自己專心地活在現在。因為過去和將來都是「假」的，過去是已經過去了的，如果放下了，自然沒有影響；將來是還未發生的，有無限可能性，想著將來只會讓自己思慮太過；唯有當下才是真實的，清晰地感受當下的感覺，對人生才有積極的意義，才可以幫助我們創造未來，也更好的理解過去。

從飲食學習「活在當下」是很好的選擇，為什麼很多時候不能活在當下呢？會有空去思前想後？面對一些事物時間久了，感覺就容易痲木，就好像聞到香水的氣味，剛開始很清香，但很快就會習慣適應了，頭腦就希望找尋更多的新感受、新刺激。飲食也一樣，比如桌上有兩菜一飯，很少人會先吃完全部米飯，然後再吃第一種配菜，吃完了再吃第二種菜，大部分人都是混著吃的。如果吃同一款食物久了，例如吃白米飯，如果只是一兩口，就會想吃點別的味道，所以才習慣吃飯的過程要吃不同的配菜吧！讓自己有多點不同感受。由於飲食的過程容易有不同的感官刺激，比較容易專心去感受，從而減少頭腦的雜念，因此飲食是訓練自己活在當下的好開始。

活在當下是「禪修」的目的之一，禪修者常常說：吃飯是禪、打掃是禪、洗碗是禪、耕田是禪、洗澡是禪……其實就是生活上各樣事情也是禪，這裡所謂「禪」，即是指「活在當下」。吃飯的時候專心地吃，不想別的事情，不想過去和將來。其實做各樣事情，也可以有同樣的心，專注在當下的覺知，那樣生活處處也是修行。飲食的禪修也可稱之為「禪食」，是意食的重要內涵，提倡飲食時好好的跟自己內心相處、跟食物聯繫，專注地享受食物，是身心合一的基本修煉。

意食不是宗教信仰

或許有些人會覺得，意食是一種宗教的思想，實際上意食跟宗教並非隸屬關係，並非因為先有宗教信仰才有這種飲食態度，只是這種飲食態度，在各種宗教之中是被普遍接納的。例如我們香港素食會當初以「禪食」為活動名字，也非因宗教理由，而是取其專注靜慮的含義。

「宗教」一詞對於每一個人來說有不同的理解，一般對「宗教」的概念，其中需要包含對神明的信仰，或者包含一套信仰的體系，也需要有一系列的儀式要遵從。意食並非必須相信有神明，而是強調飲食跟自身的關係，而且意食並非信仰，你不需要相信它，這只是一種實在的人生經驗，人人也可以感知；意食並非儀式，它更著重心態，各種飲食方式也是基於這種態度，隨心選擇。

意食並非一種宗教信仰，但它的確是一種精神靈性提升的工具，故此在各種宗教、在不同層面都有提倡這種飲食法則。例如不少宗教提倡飲食之前要靜默、祈禱、祝福，這些也是提醒我們要安靜下來飲食，以便專心地飲食。

意食並非必須要有宗教信仰為前提，就算你有沒有宗教信仰也可實踐，就像前面提到的「正心誠意」、「食而不知其味」，這是出自《大學》，屬於儒家思想，並非一種宗教。

意食，就好像愛、和平、慈悲、關懷、正義、良知……等等的普世價值，是超越宗教，不分國界、種族的，提倡意食，亦是為了打破宗教之間的隔閡，回到正確的飲食法則，從而提升自己的精神意識。

意食是為了學懂做人

某程度來說，各種動物也是在進行意食。關於人與動物的區別，古希臘著名哲學家亞里士多德說：「人是理性的動物」，人也是動物的一種，人與動物的差異，就在於人有「理性」。這句話亦有人解釋成：「人是所有動物之中，唯一用語言交流的動物」，這也的確是人的獨特之處，人類有語言文化，以語言作溝通，便於頭腦思想。人有理性思考，帶來了人類文明的進步；可是人類也未必善於思考，尤其是當頭腦胡思亂想，雜念停不下來，那人的理性就未能善用了。

這就是意食的重要性，飲食本身並不需要「思考」，不需要「理性」，人飲食首先是為了身體的基本需要，這是一個生理層面的事，當一邊飲食，一邊用語言、頭腦去思考，那雖然是運用了人的獨有能力，但也干擾了飲食的過程。只要在飲食的過程禁語、不說話、不思考，先放下理性的部分，**回到基本的動物層次飲食，活在當下地飲食**，那就能自然回到意食的狀態去。

這可以說是對人類的挑戰。動物是自然地進行意食，人類則要刻意地進行意食，回歸到原來的能力去。如果一個嬰兒呱呱墜地的時候，當他開始喝奶，還未懂得語言思考，他肯定是在進行意食的，專注在這一刻的感受上。只是透過教育，學習了知識後，反而忘記了這種「本能」。因此提倡意食，是**回歸**應有的飲食態度而已。

意食要回到動物的層次飲食，並非是人類的一種退步，相反的，是人類的提升。既然人是理性動物，人的理性思考，是建基於動物的本能之上，如果連自己的本能也沒有發揮好，怎能做到更高層次的事？就像建房子，地基沒有打好，怎能建出高樓？如果嘴巴連飲食也沒有控制好，怎樣說出有益的話？吃飯時未能安靜自己的心，平常又怎能夠正確思考？

要懂得正確思考、善用理性，前提需要懂得「不思考」，做到休作有時。試想想，一個人只懂得運動，卻不懂得休息，他的身體肯定會累垮了！運動的姿勢肯定不夠靈敏。頭腦也是一樣，如果只懂得思考而不懂不思考，那樣頭腦也肯定不夠靈活。一個真正健康的人，除了要身體健康之外，也要思想健康，思想懂得「能收能放」，想思考就思考，不想思考就不思考，頭腦平靜，這樣才能思想敏捷，發揮人類「理性動物」的真正能力，這樣才是過真正的健康人生！

意食是飲食的修行

「意食」是飲食方式、法則、文化，更是一種修行方式。什麼是「修行」？很多人覺得修行總是刻苦進行，也包含了不少儀式，這也是人們將「修行」一詞連結上某些宗教的緣由。實際上修行的意思很簡單，修行就是「修正自己錯誤的行為」，如果做錯了，改過來重新做好，那就是修行。

就像坐姿不正確，導致了肩膀酸痛，那就要修正過來，挺直腰背；又如呼吸的方式不正確，導致呼吸不暢氣短，那就要修正過來，懂得自然呼吸；還如刷牙的方式不正確，導致了蛀牙了，那就要修正過來，用正確的方法刷牙。如此種種都是「修行」，修行並非宗教的專利，並非只是出家、修道等特殊人士才能做的，而是要貫穿在每天的人生之中。再簡單一點說，修行也可以叫做修煉、練習，目的就是為了改變自己，活得更好。

如果飲食方式不正確，導致身心不健康，那當然需要「修行」！也可以叫做「飲食的練習」、「飲食的改進」，聽起來是否簡單得多？意食就是飲食的修行、練習，將錯誤的飲食方式修正過來，這錯誤的方式，直接地說就是一邊飲食一邊思考！因為頭腦的紛繁雜念，導致「心不在焉」、食而無味，要學習改正過來，做到正心誠意、食而知味。透過飲食提升身心層次，是你我在日常飲食中均可實踐的方法。

這種飲食的修行，最終的目的不只是為了身心健康，在《大學》中的名言說：

「物格而後知至，知至而後意誠，意誠而後心正，心正而後身修，身修而後家齊，家齊而後國治，國治而後天下平。」——《大學》

這句話就是著名的「格物、致知、正心、誠意、修身、齊家、治國、平天下」八大綱領。其中「格物致知」即是使用人的思考去認識各種事物，達到一切事物都能夠認識的境界，這就是指人獨有的理性能力。但是人有理性的能力，不代表他就能夠善於運用，就像你有雙腿可以有能力跑馬拉松，但你未必善於長跑一樣。這需要懂得鍛煉心志，於是「正心誠意」就排在後面了，心要正，排除各種情緒，不偏不倚；誠意無自欺，才能直接體會到心的想法，才能更好地善用理性思考。如果能夠做到正心誠意，也才能做好「修身」，就是修養好自己的德行，身體力行的去生活工作，那樣自然能夠「齊家」，跟人和睦相處，家庭幸福和諧，甚至能夠做到「治國」、「平天下」。

意食所集中修煉的是「正心誠意」這部分，這往往是現代社會較為忽略的。現代的教育太過著重人的理性思考，而忽視自己內心平靜祥和的鍛煉，當缺乏這方面的能力，而只有「格物致知」，未能「誠意」地看到真實的世界，那樣的思想只是天馬行空、高談闊論，不切實際，最後變成「離地」的生活，難以在人生之中活出自己的想法，導致「身心分離」，無法「修身」，怎能「齊家治國」？

這也是現代社會的關鍵問題，**人有太多想法，可是太少人活出自己的想法！**無法「身心合一」地做人，許多人過著身心分離、表裡不一的人生，例如做自己不想的工作，為了與人和睦而說了不是自己真心的話，知道怎樣健康生活但又未能實踐出來……

意食，就是一種入門途徑，讓人容易觀察自己的真心。要做到「正心誠意」，坊間有大量方法，禪修的人說「行住坐臥也是禪」，要活在當下，其實應該貫穿在生活的各部分，任何時刻都保持這種專注的狀態。修行都在生活中，有非常多的方法，常見例如靜坐，是最直接的途徑，但是對很多人來說，要靜坐半小時已經很不容易了，覺得悶啊、浪費時間，其實是心不習慣，一下子面對自己內心那麼多雜念，這不容易平伏。飲食則是每天都需要進行的事，透過飲食來幫助專注，是相對容易做到的，所以人生的修行，不妨從每日的三餐開始。

意食吃出終極健康

飲食並非只在乎食物，吃的態度比食物自身更為重要！食物一方面會影響身心，身心的狀態更是決定飲食健康。飲食過程不說話只是一個基本點，還有很多具體的方式，例如：呼吸、冥想、扣齒、嚥津、按腹、慢食、細嚼、惜福、無執、感恩……等等許多的方式，可以幫助專注感受、減少雜念。還有如何透過飲食提升自己的喜悅？如何選擇食材？如何烹調？如何準備菜譜？如何洗碗切菜？如何煮飯做菜？如何上菜傳遞？如何洗碗收拾？……在飲食之中保持覺知，也自然會關注這些飲食前後的各樣事情。食物只是飲食之中的一小部分，懂得「怎樣吃」比「吃什麼」更為重要！

我們吃東西，很多時候並非因為身體真的需要，飲食變成了一種習慣，一種交際應酬的方式，又或者處理情緒的工具。忘記了飲食的真正目的，這樣飲食就常常出錯，身心無益，就如忘記了目的地在哪裡，怎能選擇正確的交通工具？透過意食，在飲食過程中達致「身心合一」，用心地吃，才能吃出終極的健康。

第二章

思想、飲食與健康的關係

Chapter

2.

不少人以為飲食健康，最重要是食物「營養充足」。這看似是基本條件，可是「營養不良」本應該是貧窮落後地區才要擔心的問題，在現代社會之中，食物那麼充沛，竟然還有這麼多人擔心營養不足，這真是耐人尋味！為什麼在城市生活的人，吃這麼多、營養這麼豐富，還會擔心營養不良？容易身體虛弱？這就不單是食物自身的問題了。

1. 脾和胃分別管什麼？

有不少科學研究說明腸胃的消化能力跟情緒有關，每個人都有這種親身體會，例如壓力大、緊張、悲傷的時候，就會沒胃口，食而無味，甚至胃部不適想吐腹瀉。飲食的消化與吸收能力，跟人的思想、情緒、性格有密切關係。這裡首先從傳統中醫學的脾胃理論說起。

很多人都知道，脾胃主管人的消化吸收，更仔細區分，胃是負責消化食物的地方，傳統術語叫作「腐熟水穀」，當食物消化之後，在胃裡頭就產生人的氣血津液，之後就會收藏在脾臟，而在收藏充足之後，亦會散佈給其他臟腑和上下周身去使用。

傳統中醫不講「吸收」，而叫脾氣「散精」、「輸布」，中醫更為著重氣血津液是否流通，只要能夠通行到各個地方，就自然會被吸收、利用。因此，所謂「吸收」，端看養分輸送到哪裡去，為哪裡所用，能夠用上，那就是吸收得到了。

脾胃有如工廠裡面「生產與加工」和「收藏與輸送」的兩大工作，其中脾就像倉庫那樣，主管收藏和輸出。從這個角度看，如果一個人的胃腑正常，能夠消化食物，但是如果脾臟功能不好，他還是能夠正常的飲食消化食物，可是消化食物之後所產生的精氣，即就未必能夠「收藏」在脾，也未必能夠「輸送」到周身使用，那從現代的話來說，就是「能夠消化而不能吸收」。所以中醫上的獨特理論認為，**人的消化吸收不單是要看胃腸，更要看脾和五臟的功能如何。**

脾胃在人身體的中部，胃消化食物之後產生的氣血津液，必然首先藏在脾，因此也可以說，所有食物消化之後所產生的氣血，都是首先可以「補脾」的。如果該食物所產生的精氣，其特性趨於上行或者下行，那就除了補脾之外，可能同時補心肺、補肝腎。

「脾虛」是什麼？

既然脾是人體氣血津液的「收藏與散佈」的倉庫，「脾虛」也自然分為兩大類問題：脾虛可以指脾自身的氣血津液收藏不足，也可以指脾給其他地方的氣血津液散佈不足。實際上，前者是真正的脾虛，而後者按理論應當稱為脾氣不通，只是現代中醫也習慣把後者的情況，也可以是脾虛的一類。

可是，這「收藏和散佈」的問題，未必是脾虛的根本原因。例如胃虛弱了，無法產生人的氣血，自然脾也缺乏氣血津液收藏；又如身體中間有濕氣停滯，則脾的氣血散佈可以受到阻礙；又如肝氣鬱滯克制了脾臟，也可以導致脾氣不能散佈。因此在中醫來說，「脾虛」的成因還要深究，可能是由於其他原因導致脾虛。

故此中醫「健脾」往往細分為多種方法，例如有健脾和胃（開胃）、健脾益氣（補氣）、健脾利水（除濕）、健脾疏肝（理氣）等，實際上其功效都是倒過來的，即是：透過和胃以健脾，透過益氣以健脾，透過利水以健脾，透過疏肝以健脾等幾大類常見情況。

具體的「健脾」中藥也有不同選擇，例如和胃健脾的有木香、砂仁、麥芽、甘草；益氣健脾的有人參、黃耆、山藥、大棗；利水健脾的有白朮、茯苓、薏苡仁；疏肝健脾的有柴胡、青皮、木香、佛手等。

凡藥皆可「健脾」嗎？

以上所舉的四大類補脾方法，可以稱為「狹義的健脾」，是一般認為脾虛的幾種細分類型。進一步說，由於「健脾」是指恢復脾臟「收藏與散佈」的功能，「健」就是指恢復脾的

「健運」、「健康」，可是不單上述幾類藥物能夠達到此一目的，更可以說，任何中藥也可以是「健脾」藥！

例如感冒的時候，風寒氣侵襲人體表面，也可間接導致體內的脾氣不能散佈出去，從這個角度來看，只要治好感冒，去除身體表面的風寒氣，最後也可以健脾！這就容易理解，為什麼中醫治感冒的藥方之中，大都加上健脾益氣的藥物。

又例如身體內有火氣，或者夏天感受了暑熱，導致了人體氣血津液消耗太過，脾臟收藏就不足了，這時首先要做的不是補脾，而是要用寒涼藥去除這些暑熱，只要不繼續耗損，脾臟自然能夠恢復；還如人體飲食寒涼太過，導致了脾胃虛寒，這時候要用溫熱藥驅除脾胃寒氣，實際上也是一種「健脾」，只不過中醫也會給另一些名字——「溫脾」、「暖脾」。

所有藥物皆可以「健脾」的想法，可以稱為「廣義的健脾」，其實就是體現了中醫「治病必求於本」的思想。**脾虛非一定要用健脾藥，要視乎脾虛的原因給予整體的診治。**

這是基於中醫的整體觀念思想，由於脾臟在人體的中央，就好比如果一個房間的中央有一個空調機，只要不同方向有風吹過來，也可影響中央氣的流通。

吃飯也能健脾?!

健脾非一定要吃藥，健脾不只是中藥的專利功效，即使在《本草綱目》上的記載，白飯也有「益氣、和胃、補中、壯筋骨、益腸胃、通血脈、和五臟、好顏色」的效果（見「粳米」條目），甚至比「健脾」多出更多功效了！吃飯絕對可以補身，而非只有吃藥才補！

其實，凡是食物皆能健脾！稱得上「食物」的，皆是可供人食用，作用較為平和，能化生人的血氣。各種食物有不同的補益程度、補益不同臟腑的特性，可是無論如何，吃下去的食物皆是先能夠補益脾臟。其實，只要吃多點飯，也可以有吃人參的效果！

沒有脾虛不需要健脾。中醫講求中庸之道，講求過猶不及，過度健脾也可以讓人生病！很簡單的道理，吃太多米飯，也可以食滯甚至變肥！過度吃補藥，太補也會傷身。如果你在家用心熬製一鍋湯，加上各種補益藥材，可是由於人人的體質不同，很可能會好心做壞事。

脾虛，不是想補就補

我在行醫過程常有一種體會，在貧困農村給人義診看病，吃中藥效果相當迅速！反而給都市人吃補益中藥，效果往往不如理想，這與都市人本身常吃中藥有關（這也是「濫藥」

啊！）當沒病時經常吃中藥，生病就沒藥可吃了，**藥不可當飯吃**。

常有人說「藥食同源」，然後說「藥膳」可以補身，其實剛好相反。「藥食同源」一詞，本來是指食物也有藥性，所謂「藥補不如食補」，本來是強調透過食物補身，比吃藥更重要！

聽過「虛不受補」嗎？有些人身體虛，吃黨參北耆當歸川芎也總是補不上，甚至出現各種不適；又或者有些人，就算吃很多飯也不長肉，這也是同樣道理。不是你隨便吃健脾的東西，你的脾就可以補過來。

吃人參、淮山能夠健脾補身，這種想法，往往是商業上的宣傳口號，他們要將中藥當成商品賣給你，肯定希望你將藥當飯吃！有良心的醫師處方用藥，絕對不贊成你濫用藥物。

切勿將廣告變成醫學！「一個謊話講了十次就變成真話」，當人人都說補身要在湯水放藥材，如果醫師不這樣說，反而被人詬病醫師你不懂養生！——社會變態實在可怕。

很多時候醫師也身不由己。例如電視台邀請醫師上去講養生，他們順應民情，總會要你介紹湯水、食療、藥方，例如煲養生湯之中也必須要加點「補藥」、「加點肉」……這已經不是傳統中醫的觀念了。可知中醫的理論思想，總是受社會文化風氣所影響。

2. 為什麼思慮傷脾？

多數人都習慣、甚至爭取時間去思考，卻不懂「不思考」的重要，當該平靜放鬆時，若頭腦還在思考運轉，就是能量消耗。

解釋了各種脾胃的基本概念之後，就很容易理解情志與消化吸收的關係了。在中醫經典《黃帝內經》中說：

「思傷脾」——《素問．五運行大論篇》

思慮是脾臟受傷的最直接因素之一，那什麼是「思」呢？《黃帝內經》之中如此解說：

「心有所憶，謂之意；
意之所存，謂之志；
因志而存變，謂之思；
因思而遠慕，謂之慮。」——《靈樞．本神》

思是來自「志」的存變，而志就是「意」的存留，「意」又是來自心中的記憶。按照這句話的意思順序說一次，首先心能夠記憶，這就稱為「意」，憶就是意、意念，意念就是腦海中的一些片段，是一些瑣碎的念頭，隨著接觸到的外在世界而生起。

如果將這些「意」念更仔細的存留在心，那就成為「志」，例如所謂「胸懷大志」，那就是心中有一個很大的意念在記憶、留存著，驅使我要去做某件事情。在《說文解字》中說：「意，志也，從心察言而知意也」，心能夠知道語言的意思，那就是「意志」，當然人類的理性思考，需要語言作為理解的工具，如果說某人「意志力強」，亦即表示他能夠將自己的想法堅定地實踐出來。

當「志」在心中繼續存留而且產生變化，那就叫做「思」，思就是思考、思想。頭腦要進行思考，需要有各樣資料記憶作為前提，如果沒有準確的資料作為思考對象，那樣思考就不可靠了。有云「思想是思想著的」，思想是一個活動中的過程，它必須時刻在變化，如果沒有「思想著」，那就只是一些生起又消失的意念記憶，未能稱之為思考。

如果「思」繼續進行，嚮往著遠處、遠方去，那就叫「慮」。《說文解字》說：「慮，謀思也」，慮也是思考，是更深入的思考，為了解決遠大、未來的問題，故此要想得更多、更遠，這在現代來說稱為計劃、策劃、籌謀、謀略，也是心中為了達到目的、解決問題，從而仔細思量。因此思和慮，是思考的兩種層次。

明白了「心、意、志、思、慮」五者的關係後，再回來理解「思傷脾」，那就是說，如果頭腦在思考，或者仔細說，是回憶起一些事情，在腦海中產生變化，那就是思，這就會傷脾！

需要強調一點，「思傷脾」沒有說是「思慮太過則傷脾」，不是「你想太多了！」才會傷脾，而是只要你頭腦在思想，那就會傷脾了！這是多麼普遍，我們的頭腦有哪一刻是不在思考的？大部分人頭腦都不容易停下來，經常在頭腦裡面跟自己對話，甚至有些人爭分奪秒，任何時候都在思考，無論在刷牙洗澡坐車走路都在思考，甚至睡覺做夢的時候也在思考！

思慮真是太常見了！難怪現代社會之中，就算那麼營養豐富，也有這麼多人擔心「營養不良」的問題，就算你吃多麼豐富營養的食物，如果你頭腦經常在思考，那你就很難吸收了。

練習2：我經常在思慮嗎？

有一些人沒有察覺自己是否經常在思考，當你問他你有沒有「思慮」的時候，他可能會回答「沒有」、或者說「不知道」。這是由於頭腦在思考的時候，這個「我」在思考之中，當局者迷，自己不知道自己在思考著；或者說就是因為「適應了」，就像當你一邊在聽著收音機，但卻一邊做其他事，沒多久這些聲音就適應了，甚至忘記了它的存在。除非你抽身出來從旁觀察，就如離開房間再回來，才會發現收音機在播放著。

頭腦習慣了思考，怎麼才知道自己是否經常在思慮？方法很簡單，有一個簡單的測試：

1. 讓自己安靜下來，嘗試給自己安靜下來十分鐘。
2. 什麼姿勢也不重要，可以站立、坐著、平臥也可，找一個舒服的姿勢。
3. 看看頭腦可否什麼都不想，一個念頭也不生起？

對於一般健康人來說，要十分鐘完全不生起念頭，這也是不容易的，但是起碼不會被思想帶走太遠，也會比較享受這種安靜舒適的感受。

但如果在這十分鐘的安靜之內，你覺得煩躁，很想趕快結束，想著等一會要做什麼事，這就是頭腦習慣思慮的特徵了。甚至不小心神遊太空，思想跑掉了，走去想別的事情五分鐘也回不來，忘記了自己本身要安靜的目的，一段時間才醒過來，那就已經是思慮「太過」了！

思慮太過的頭腦，會變成自動模式，像騎自行車一樣，如果你懂得騎自行車，騎上去之後你根本不用思考怎樣腳踏、怎樣轉向，這是已經習慣了。頭腦也是一樣，平常習慣想東想西，當要安靜下來的時候，頭腦也剎車不住，繼續自己思考。

怎樣才叫思慮太過？

思慮本身已經會傷脾了，如果思慮「太過」那就更加嚴重了！怎樣才叫「太過」？我們的理解，「太過」並非是指思考多長時間，不是你一天思考十個小時就太過，思考五小時就還可以，是否太過不是用時間衡量，就好像有些人能夠跑馬拉松，連續不停跑大半天也不會累，但有些人跑幾步也會氣喘。

思慮是否太過，主要用頭腦能否平靜、不思考作為判斷標準。健康人應該是「能收能放」的，頭腦可以思考，也可以隨時不思考。這就像一個人可以很努力的繁忙工作，但也會給自己休息放假的時間。

思慮太過，主要是看人對「不思考」的心態如何，一個人能夠思考，這當然沒問題，但他可否靜下來暫停思考呢？對於健康人來說，不思考、安靜下來休息、做白日夢，這都應該是自然舒暢的，是喜歡的事情，但如果一個人安靜下來，卻感覺是浪費時間，覺得無聊發悶，這代表他已經是思慮太過了！患上了「思考成癮症」，不能制止，反抗平靜，只放不收。

思慮太過的細微特徵，就是不喜歡安靜，總是希望任何時候都要充塞自己的人生。每當有空的時候，例如休息時、坐車時、走路時，都總要找事情做，看手機、看書、聽音樂，總是不能允許自己安靜下來好好靜默，或者看看窗外的景色。美其名說爭取時間學習、放鬆，實際上是自己不能享受安靜的狀態，頭腦已經停不下來。

頭腦如果有思慮的話，不管是否太過，都會「傷脾」，但人體有自己修復的能力，只要你不要經常傷脾，身體是能夠自己恢復過來的，就好像運動之後身體疲乏，通常休息一晚自然能夠恢復體力。

但是如果思慮「太過」的話，那就有問題了！思慮太過就是缺乏不思考、安靜的時間，就好像一個人連續跑步二十四小時，沒有停頓，而且還天天如此，沒有休息時間，身體肯定會虛弱了！如果一個人沒有給自己頭腦休息的時候，不單傷脾又沒有恢復，這顯然就是精神的耗損，身體虛弱在所難免。

別以為有睡覺，睡覺的時候就可以頭腦休息，正所謂日有所思自然夜有所夢，如果一個人想東西想得多，晚上就會夢多睡不好，做夢也是一種思考，做夢多就影響睡眠品質。有些人會說：我沒什麼做夢啊！說自己沒有做夢，不代表自己真的沒有做夢，因為很多時候我們做夢了，自己卻未必能夠記住，能否記住自己所做的夢，這要看睡眠的時間是否充分，還要看天亮的時候是否自然醒，睡醒之後的狀態是否安靜，能否回憶起夢境。如果早上你是被鬧鐘吵醒的，精神受到驚嚇，那就很難記住夢境了。

這樣看來，思慮太過是如此常見啊！是現代人的通病，尤其是住在城市之人，生活工作繁忙，頭腦難以平靜，這也是佛家所言：眾生皆有煩惱。其實人人都有煩惱，煩惱也就是思慮，只是往往習慣就不自知了。

練習3：我有沒有思慮過度？

想測試自己有沒有思慮過度，除了練習2（第六三頁）建議的，讓自己安靜十分鐘之外，還有很多特徵，不妨看看自己的生活習慣：

1. 我不能一個人生活，不喜歡獨處。
2. 我不喜歡安靜，在家總是喜歡開電視、播音樂、聽收音機。

3. 我總是喜歡聽有人唱歌的音樂，不喜歡純音樂。

4. 吃飯時我總是要找東西一邊吃飯一邊看，例如看電視、看手機。

5. 坐車時我很容易睡著，或者習慣看書、看手機、聽歌，比較少看風景。

6. 放假時我總是喜歡約朋友見面，將時間填滿。

7. 我不喜歡安靜片刻，儘管只有五分鐘空閒時間，我都會找一些事情去做。

8. 洗澡的時候，我喜歡思考今天發生過的事，或者想著之後要做什麼。

9. 睡覺前通常都是剛完成一些工作，累了就立刻去睡覺。

10. 我每天總是將自己的生活或工作填得滿滿的，都沒有讓自己放空的時間。

11. 我不喜歡坐在公園閒著沒事的感覺，覺得那樣浪費時間。

12. 我不太喜歡到自然環境去旅行，我更喜歡到歷史文化的地方去學習知識。

以上的特徵，如果你符合愈多，就愈代表你是一個思慮過度的人！

有思慮過度不代表自己有「精神病」，畢竟也是許多人頭腦的習慣，這只是代表我們是「心的奴隸」，習慣了思考，其實是被思考習慣反控制了自己頭腦，沒法掌控自己的心。

3. 各種情緒都能傷脾？

人的思想和情緒太過，可能就是身體虛弱背後更重要的原因。

思慮就能傷脾，並不需要包括情緒，思就是指頭腦的思考、思想，思想很多時候不包含情感在內，例如你做一道數學題目，又或者籌畫到超市要買什麼東西，這本身不需要有情緒在內。可見思慮本身並非「情緒問題」，只要你是人類，是理性動物，都會遇到思傷脾的基本人生問題。

可是思慮又很容易牽動情緒，各種情緒，怒、喜、思、悲、憂、恐、驚，中醫稱為「七情」，其中除了「思」之外，其他都是情緒、情感。思慮的過程中，如果心不能平靜，那就容易引動情緒，例如你做一道數學題目，如果很順利就算出答案，我們就會快樂；相反的如果不懂計算，好久還搞不明白，那就容易鬱悶發怒。例如到超市買東西，如果買不到計劃中要買的東西，又或者買到的東西價錢不合心，那也容易生氣。

當思慮加上了情緒，問題就更加複雜了！那就是火上加油，情緒的出現，又促使了思慮增加，為了解決情緒問題，於是就要不斷再思考，形成了惡性循環，更難平靜。

所以**當一個人有負面情緒的時候，不宜吃東西，尤其是在悲傷、生氣、發怒的時候**。當有這些情感出現，頭腦的思緒繁雜，思慮過度不能控制，這時候吃東西，肯定消化不好，徒傷身體。

可是人很多時候卻相反，悲傷或者憤怒的時候，很多人會選擇大吃一頓，「化悲憤為食量」，這是一種**麻醉**，希望透過飲食麻醉自己的腦袋，為什麼吃多了能夠麻醉？因為這時候吃飽了，消化不好，人的氣血消耗更多，自然身心俱疲，沒氣力再去想事情。實際上這樣沒有解決到自己的情緒和思慮問題，只是拖延了問題，因此這種情緒傷身又大吃一頓的情況，在一些人身上反覆出現，可說是導致肥胖或者疾病的原因——實際原因不單是吃太多，更重要的是他本身有思慮太過，情緒不能自控。

七情之中唯獨「喜」最為獨特，如果人心存喜悅、快樂、喜愛，在《黃帝內經》之中說：「喜則氣緩」，可以使氣血通暢，能夠緩解思傷脾所帶來的問題。的確快樂能夠令人內心平穩，減少思慮。如果在飲食的過程能夠心存喜悅，那樣消化自然最好了！如果人生能夠時刻保持快樂，那樣的人生必然是最為健康的。可是人的情緒往往可以共存，例如一個人說自己現在這一刻快樂，但也不代表他同時沒有「不快樂」，當問他有沒有一些事、一些人讓你生氣？鬱悶？不開心？如果他也能夠說出一些事情來，這就說明他內心有思慮，有導致傷脾的成因。因此一個人說自己快樂的同時，如果他心裡還有不少思慮，那種快樂就並非真正的快樂。

為何「心廣體胖」？

有些人問：我的胃口很好、吃很多東西，為什麼身體還是那麼瘦？最簡單的答案，就是因為你脾虛、思慮太過。這是性格影響健康的原因，這類身體瘦弱的人，他們的性格，都是「喜歡思考」。

所謂喜歡思考有兩種情況：有一類人是懂得思考的，屬於哲學家的性格，喜歡不斷去思考問題，那麼自然會傷脾了；另一類人是容易擔憂，經常思前想後，或者會美其名說：人應該要多作計劃，也總是說人應該留「兩手準備」，凡事要作「最壞打算」，故此他腦中就有諸多想法可跟你訴說。

這兩類人，他喜歡思考、懂得思考，但不代表他真的「善於思考」。**善於思考的人，必然是「能收能放」的！**知道思考到一定程度，如果想不通，就要放下不想。因為創意的發生，除了要經過思考之外，更需要經過醞釀，還需要直覺的感悟，如果只懂去思考，卻不懂放下不去思考，真正的答案就難以浮現出來。凡是真知灼見，通常都是在腦袋裡「叮！」一聲的出現，是從心底裡、潛意識裡面浮現的答案，不用努力想就能夠得出來的。

那麼對這些身體消瘦的人，有什麼增肥的方法？很簡單！在《大學》裡面介紹了一種方法：

「富潤屋，德潤身，心廣體胖」——《大學》

成語「心廣體胖」，心胸寬廣的人自然能體胖，用道德去滋潤身體。當然這裡所說的「體胖」不是指肥胖，古人的「胖」代表**身心安泰舒適**的樣子，是指**正常理想的體態**。的確那些體型略胖圓潤的人，他們通常性格較為樂天，較少憂慮，甚至有些人是傻頭傻腦的，沒有長遠的擔憂。通常我們也會評論這些人沒有長遠計劃，只是喜歡每天享樂，但這不見得就是一種毛病，只要他們活得快樂，那不正是很好的生活方式嗎？一個人能夠活在當下地生活，才是真正懂得享受人生。

從這個角度看，要增肥的方法很簡單，就是要減少思慮，要情緒平穩，有寬廣的心！的確如此，不是吃什麼食物就能夠令你肥胖，那些身體偏瘦的人，就算他本身胃口不錯，也肯定會告訴你，他吃很多都胖不起來，甚至吃過各種補益東西都是一樣。當一個人脾虛的話，就算他的胃多能消化食物，也是吸收能力不足，那無論吃什麼都沒用，還是必須要從根本處入手——解決思慮。因此「意食」，正是對治身體消瘦人的最佳方法！

除了「心廣體胖」之外，還有一個相反的情況，廣東話的諺語叫「獨食難肥」，從另外一個角度說明一個人為何偏瘦。獨食難肥的基本意思，是指一個人獨自吃好東西卻跟人不分享，他就不會長肉，身體偏瘦，引申的意思是一個人獨佔東西，不與別人分享，最後也難以獲得其中的好處。這句成語有不同的解讀，用表面的意思看，一個人如果自己吃一頓大餐，理應「獨食難瘦」才對啊！吃很多東西理應會肥胖，可是事實卻相反，一個人如果「獨食」，例如面對美味的食物，卻只有一個人自己在吃，沒有朋友在身邊一起吃，他會有什麼感受？他可能會鬱悶高興不起來，又可能會沾沾自喜，難得獨佔食物，又可能會傷感悲憂，覺得為什麼沒有朋友可一起分享快樂？總言之，「獨食」帶來了情緒，帶來了思慮，所以這樣的飲食內心不平，消化吸收不好，結果也自然「難肥」了。

由此可見，想要有完美的體型？正確飲食的態度比食物自身更為重要，懂得「怎樣吃」比「吃什麼」更重要！

思慮導致氣血不通

在《黃帝內經》裡面，除了說「思傷脾」之外，思還會導致其他問題：

「余知百病生於氣也：怒則氣上，喜則氣緩，悲則氣消，恐則氣下，寒則氣收，炅則氣泄，驚則氣亂，勞則氣耗，思則氣結……」——《素問．舉痛論篇》

其中提到了「思則氣結」，意思就是思導致「氣」好像「打繩結」一樣，糾纏在一起而不通暢。這可以理解為對「思傷脾」的進一步解釋，為什麼思慮會傷脾？這是由於當一個人在思考的時候，人的氣血就會不通。

我們都有過這種體會，當專心想一件事情的時候，呼吸會變得淺短，甚至會覺得心胸中有堵悶的感覺；如果一下子有非常多事情要想，要急著立刻解決問題，甚至會心跳加快、手震、發冷，這都是氣血不通的徵象。

由於思慮的時候，氣血就不那麼通暢了，這時候脾的散佈氣血的功能就會受到阻礙，導致人的氣血不能流通周身，脾就因此受傷了。

思所導致的氣結，並非只是傷脾而已，實際上是一身的氣血都會被影響。由於人的氣血主要從脾胃的飲食所轉化產生，如果思慮傷脾，導致脾的氣血不通，整個人的氣血亦會因此虛弱，其他臟腑也會被波及而跟著虛弱。故此思慮首先傷脾，久而久之則傷害一身五臟六腑之氣血。

不僅如此，如果在思慮的基礎上加上其他情緒，例如《黃帝內經》裡面提到「恐則氣下」、「怒則氣上」，那麼各種情緒也會影響人的氣血運行，當一個人因思慮導致氣結不通，思慮的基礎上同時又兼有怒氣，那麼這個人的氣就又上又結，使氣結更為嚴重。如果在此基礎上還有恐懼，那就是氣又上又下又結，那麼身體的氣血就混亂了。

一個人有思慮，很多時會伴隨各種情緒，除了「喜則氣緩」，可以幫助解決「思則氣結」的問題，其他各種情緒，也會加重氣血不通。這也是人生要長期面對的問題，人本身是理性的動物，已經很容易有思慮，再加上七情六慾，導致人容易氣血不通。

因此人如果總是感覺自己虛弱，「吃得不夠」未必是主要原因，**食物都是身外之物，而人體自身的吸收能力，才是比外在的東西更為重要的。**人的思想和情緒太過、內心不平，就是身體虛弱背後更重要的原因了。

4. 食物也能影響情緒

思想情緒會影響消化吸收，另一方面，食物也可倒過來影響人的情緒。

有一些食物，吃了會讓人高興，例如吃自己喜歡的食物，又或者各種甜點等，一般吃了會開心；又或者吃一些不好吃的食物，或者難聞味苦的食物，一般會令人產生負面情緒。這些例子，都只是一些最表面的影響。

更深一層說，食物的特性會影響情緒。例如在印度的瑜伽飲食，將食物分為三類：悅性食物、變性食物、惰性食物，這三類的食物會影響人的情緒，悅性當然會讓人喜悅、快樂；變性則讓人煩躁好動，容易產生各種情緒；惰性則讓人負面昏沉不安，怠倦乏力。

在中醫，也會將食物作不同屬性分類，例如將食物分陰陽，再可以分「寒涼溫熱」四氣的特性，又可以按五味「酸苦甘辛鹹」作分類，四氣和五味分別有不同的效果，影響人的氣血升降，繼而影響人的情緒，如溫熱的食物使人有能量，甚則使人煩躁不安，寒涼食物使人沉靜，甚則使人虛弱恐懼。

食物與情緒的關係，尤其需要提出「葷食」的概念。葷食現在一般指「肉食」，吃肉就是吃葷，這是相對於「素食」而言。但是葷食之中，又不只是包含肉類，有一些植物的食物也可稱為葷食，例如「五辛」類的食物，包括蔥、蒜、韭菜、薤等等的一類食物，又可名為「五葷」。在《說文解字》中說：「葷，臭菜也」，意思就是一些有氣味的蔬菜，由此可知，葷食重點不是指是否為動物植物，而是指**食物的氣味**，最開始的意思還專門指蔬菜而言。

那麼為什麼這些食物叫作「葷食」？《說文解字注》說：「古文葷作薰」，「薰」本來就是指香草之氣，現在常說「香薰」就是這個意思。而在《黃帝內經》之中，對「辛」味和「薰」的問題有深入的解釋：

> 「辛走氣，多食之，令人洞心，何也。少俞曰：辛入於胃，其氣走於上焦，上焦者，受氣而營諸陽者也，薑韭之氣薰之，營衛之氣，不時受之，久留心下，故洞心。」——《靈樞·五味論》

這裡提到吃辛味的食物，會令人出現一種病情叫「洞心」，就是心中好像有一個破洞一樣，讓自己感到心中空虛，一種心煩的感覺。接著指出其成因，是因為薑、韭菜等辛味的食物進入胃消化了之後，所產生的精氣會往上通行，但它能上升到的地方不高，只是長期停留在心的下部位置，長期「薰蒸」影響著心，因此就出現心煩。

這就是「葷食」（薰食）的主要問題，就是因為葷食長期薰心，就好像成語所說的「利欲薰心」那樣，心長期被一些氣所干擾，於是心就不能平靜，容易心煩意亂，增加思慮。

或許你會問：我幾乎每天吃到蔥蒜韭菜等食物，可是為什麼我沒有感覺到心煩呢？這問題我自己有親身體驗，過去我也吃這些五辛類食物，但是在我吃素大概六、七年之後，就開始對這些食物比較敏感，如果一頓飯多吃了蔥蒜，那天就容易坐立不安，心煩氣躁，不容易安靜下來，不能專注工作，昏昏欲睡的感覺，做夢亂七八糟。那為什麼之前感覺不到？這其實是過去也有心煩，只是自己感覺不出來！就像一個人進入了一個房間，房間裡面有一股香味，一開始你會感覺得到，但如果你在裡面停留了十多分鐘，你就適應了這股氣味，感覺不到了。除非你離開這個房間，過一段時間重新進去，你才會再次感受到。

身體也是一樣，如果天天在吃這些辛味有香氣的食物，心長期處於心煩的狀態，習慣了，也不知道自己在心煩！

那也是「眾生皆有煩惱」的另一個詮釋，其實人人都有煩惱，只是習慣了，就未必知道自己有煩惱。除非自己身心都潔淨了，就好像我在吃素多年之後，身體比過去潔淨，內心也變得容易平靜，於是就能夠感受到食物對自己情緒身心的影響。

除了五辛會影響情緒之外，各種葷食，尤其是肉類，都會影響人的性情，這方面在《黃帝內經》也有記載：

「夫王公大人，血食之君，身體柔脆，肌肉軟弱，血氣慓悍滑利……」──《靈樞．根結》

「且夫王公大人，血食之君，驕恣從欲輕人，而無能禁之，禁之則逆其志，順之則加其病……」──《靈樞．師傳》

這裡介紹，古代的王公貴族之人才能經常飲食血肉，吃肉的人會導致「血氣慓悍滑利」，驟眼看，形容血氣「滑利」好像是一件好事，很通暢！但是不要忘記前面還有「慓悍」兩個字，意思就是太過了！氣血通行太過，那就像剛才說「辛味」太強的效果。經常飲食血肉的人，不單身體會比較「柔脆、軟弱」，而且性格會「驕恣從欲輕人，而無能禁之」，這些人驕傲、放縱、霸道、輕視別人，不聽別人意見，容易生氣，無人能夠禁止他做任何事，這就是「無肉不歡」的人的性格！

為什麼吃肉的人會有這種性格？這從醫理上說，是因為吃肉導致「血氣慓悍滑利」，因為此人的氣血流通太過，不容易平靜，這就容易擾動心神，牽動各種情緒。從另一個層次來看，吃肉太多導致脾氣變差，這通常解釋為「屍毒」所致，即是「屍體毒素」，由於動物被屠宰的時候，往往帶著各種情緒——驚恐、悲傷、憤怒、怨恨……這些情緒會化成毒素，積累在身體上，如果人吃肉太多，自然感染到動物所遺留的情緒。故此無肉不歡的人，情緒容易搏動起伏，吃素的人內心較為平穩。

食物可以影響人的情緒，長期吃某類食物甚至會影響性格！飲食時的態度不單會影響消化，食物的選擇也會影響情緒，情緒又會再影響消化吸收，因此思想情緒與飲食確有密切關係。

減肥便捷有妙方？

人體的胖瘦跟思想有關，前文（見第七〇至七二頁）指出了身體瘦弱的成因，跟思慮脾虛有關，其實就連肥胖的成因，也跟思想有密切關係！如果想要減肥，也必須「從心入手」。

肥胖有許多不同的成因，如果從中醫的理論來說，可扼要分為「虛實」兩大類。先說「實」的一類，是指血氣太充實，所以導致血氣太過，正如剛才說吃肉太多會導致「血氣慓悍滑利」，那就是血氣太過之故，屬於病態。現在的文明病三高：高血脂、高血壓、高血糖等病，又或者中風、心臟病、糖尿病、癌症等病，也跟肥胖有密切關係。

如果屬於這一類「實」的肥胖，其成因簡單來說就是「吃太多了！」這答案太簡單，人人都懂。可是要再問下去，為什麼他會吃太多？那就有許多可能的解釋了：可能是他容易肚子餓？但肚子餓也不一定要吃這麼多；因為他體力勞動需要吃多？但體力需要吃足夠就可，不需要吃太過吧；可能因為他家人習慣煮得多？或許他就從小習慣吃得多？或者他被迫吃東西？或者他控制不了自己的食慾？……

雖然有諸多原因，但無論如何，都有一個共通點，就是他沒有「覺知」自己吃得太多。如果他真的知道自己吃得太多了，他自然會減少飲食。那麼為什麼自己沒有覺知自己？這就是「心不在焉」的問題了！他的「心不正」，就是因為**內心有各種的情緒干擾自己，所以無法做出正確的感知，更難以控制自己的行為**。這就回到「意食」提倡的方式，要解決這種肥胖，首先需要從飲食上覺察——知道自己在飲食，知道自己內心的感受。

另一類屬於「虛」的肥胖，可以叫作「虛胖」，通常認為這種肥胖不是真正的胖，而是因為身體出現水濕停滯、氣血不通所導致的。實的肥胖，身體肌肉是相對硬實拘緊的，而虛的肥胖則是鬆弛柔軟的。而中醫上，一般解釋水濕停滯的成因，脾是其中最密切的臟腑，因為脾虛導致水濕停滯，是臨床上常見的病情，虛的肥胖比較麻煩，這類人往往覺得自己沒有吃很多東西，光是「喝水」也會肥胖！這正好反映這類人因為水濕停滯而導致肥胖。

從這個角度來看，脾虛可以導致人肥胖，又可以導致人消瘦！為什麼會出現兩類不同情況？如果脾虛之後，導致人的氣血不能通行周身，那就會消瘦；如果脾虛之後，就連身體的水液也未能正常輸布，那麼人體的水就停滯在體內不容易排走，積存在身體可形成肥胖，甚至形成水腫。（脾虛消瘦的成因，中間還有一個機理，就是如果脾虛同時身體有熱（虛火），那就容易導致人身體偏瘦，中醫上有「瘦人多火，肥人多痰（濕）」的理論，肥瘦兩者水火相對。）

屬於「虛」的肥胖是由於脾虛引起，那也是跟「實」的成因一樣，由於思慮所致！那麼兩類肥胖的對治方式也很簡單，跟「心廣體胖」的道理一樣，要學會減少思慮，心胸寬廣，自然有最佳的體型。

無論是虛與實的肥胖，選擇「意食」才是終極的解決辦法！許多人單純控制飲食，也無法減肥，原因正是因為沒有解決根本問題——心不正、意不誠的問題。控制不了自己的心，怎能控制得到自己的嘴巴？因此治療肥胖不單要從食物選擇入手，更重要懂得如何「治心」。

意食是高效飲食

明白了飲食的消化吸收與思想情緒的關係，我們自然容易理解，很多時候東西吃進身體，其實大部分都是浪費了！一個人思慮愈多，他就愈浪費食物，尤其是體瘦之人，如果他吃很多都不長肉，食物吃進去之後根本就是匆匆而過，沒有變化成為自己的一部分，消化了之後沒吸收多少就離開身體；肥胖之人也是一樣，身體根本不需要這麼多脂肉，吃更多食物只是為了供養自己多餘的部分，那又何苦？

正面來說，如果一個人思慮愈少，他就愈少浪費食物，這不就是一種體內環保?!吸收的效率愈高，那需要的食物愈少，不單能夠省錢減少資源，甚至對解決全球飢餓問題有幫助。

過往我也是一個很愛吃的人，每頓飯都要吃個全飽，中學、大學的時候身體很瘦，就算吃得多也不胖，後來肚腩逐漸長起來，到了念碩博士的階段，我的身體肥腫得像一個球，慘不忍睹！當時肚腩很大，臉圓圓的，後來做身體健康檢查，發現自己有脂肪肝，體重超標，然而事實上，當時的我已經吃素多年。很多人可能會想：吃素怎麼會肥胖？其實吃得多也是會肥胖的！這也側面說明了，吃素也可以有足夠營養，甚至營養過剩！

後來我畢業出社會工作，前幾年因為工作勞累，生活繁忙，經常希望大吃一頓，「對自己好一點」，可是卻發現吃得多其實還是疲勞。直到我參加一個辟穀食氣課程，明白到人原來可以一段時間不吃東西，少吃對健康更好！於是我立刻改變了自己的飲食方式，自然地改為一天只吃一餐。一天只吃一餐，對我來說並不辛苦，飢餓感也沒有經常出現，剛開始前兩個月，我的體重下降得很快，加上我有適量運動，於是我最高興的事情出現了，我的肚腩消失了，重現六塊腹肌！這六塊腹肌，大概自從中學三年級之後就「六神合體」了，未再出現過，現在竟然回來了！

我很高興，我的體型恢復到年輕時候的狀態。過了兩個月之後，我也一直保持一天一餐的習慣，大概維持了半年，後來體重也沒有繼續減輕，如果那天吃多一餐，體重就會上去。

過去多年我有午睡習慣，每逢吃完午飯，我需要午睡起碼半小時到一個多小時，睡醒了仍然覺得疲累，下午工作效率不高。然而，當我吃少了之後，沒有因此覺得疲乏，相反更加精神！當時中午很多時候就不吃飯了，精神卻十分好，不用睡覺，工作效率更好！

由於體重下降，估計減輕了一、二十公斤，每天感覺身輕如燕，走路輕鬆，也喜歡上跑步。想想看，肥胖就好像背著一個大背包，還要背著一整天不能放下，那是多麼的辛苦，肥胖就是累人。如果過去我每天吃這麼多的東西，實際上不是為了身體的基本需要，而是為了維持身體的那些脂肪，維持肥胖的體型！，那可說是浪費食物吧，我何苦要吃這麼多？

經過這大半年的經歷，我後來才明白，為什麼那段時間人會肥胖起來？正是因為我在念研究生和剛出社會工作那個階段，給自己的壓力太大，生活得不愉快，沒有足夠休息，由於內心得不到滿足，於是就總希望吃多一點，從飲食上滿足自己，只是「治標不治本」，飲食只能讓內心滿足一會，要解決問題還是需要**從人生入手**。

我在改為一天一餐的少吃過程中，同時也改變了自己的內心，給自己放鬆、喜悅，從根本處解決自己的人生問題，由於內心得到滿足、平和，因此就不用依賴食物了。

人不需要吃那麼多，現在一般人也是一天三餐，甚至有人一天四、五餐，其實根本不需要吃那麼多。傳統的中國人，一般只是一天吃兩餐，稱為「饔飧」，饔是指早上的一餐，大概早上九點十點吃；飧是下午的一餐，大概下午三點四點吃，而且通常是早上煮飯了，吃剩下的下午再吃，那其實也可以算是一餐吧。故此有成語「饔飧不繼」，意指吃了上午那餐就沒有下午了，形容生活潦倒窮困。

我們也一起來看看動物怎麼飲食？有誰見過自然界的動物，會有一天定時吃飯？有一天三餐的習慣？沒有，除非是家養的動物，就跟著人類的餵養而飲食。可以說，定時一天吃幾頓飯的習慣，是人類「理性」的文化產物，而不是自然的飲食狀態。動物的飲食方式很簡單，就是能夠吃就吃，沒法吃就不吃！肚子餓就找食物，或者見到食物就吃；吃了一頓之後，或許過幾天才能夠再吃，甚至過很長時間才能再吃。

實踐意食，就是回歸最基本的飲食方式，排除各種後來人為加上的文化，回到人本來的能力，學習透過自身的能力去飲食。想要高效的飲食方式，吃得少也能足夠身體需要？關鍵點在於是否覺知——能否自覺自己的心。實踐意食，知道為什麼要飲食，明白飲食與身心的關係，自然能夠吃出身與心平衡兼顧的終極健康。

5.修心先修口，食不言的智慧

實踐意食，需要進食的時候「禁語」，吃飯的時候不說話、不言語、不聊天，當中實有大智慧！以下從多個角度剖析。

崇敬天地

「食不言，寢不語」一句出自《論語》：

「食不厭精，膾不厭細；食饐而餲，魚餒而肉敗，不食；色惡，不食；臭惡，不食；失飪，不食；不時，不食；割不正，不食；不得其醬，不食；肉雖多，不使勝食氣；惟酒無量，不及亂，沽酒市脯，不食；不撤薑食，不多食；祭於公，不宿肉；祭肉不出三日，出三日，不食之矣；食不語，寢不言；雖疏食菜羹，瓜祭，必齊如也。」——《論語‧鄉黨》

這段文字提到了許多「不食」的原因，例如其中的「不時不食」，是今天依然常說之話，不過「不時不食」的原意是指不到吃飯時間不吃東西，而現在多理解為不是時令出產的食物不宜多吃。

這段話是中國傳統的「飲食禮儀」記載！是孔子重禮的生活體現，在該篇《論語》之中，提出對衣食住行等各方面的具體禮儀，這一段話則專門論述飲食。其中特別論述「食不言，寢不語」一句，在不同版本寫成「食不語，寢不言」，可知「言」和「語」相通，這句話就是指，在飲食和吃飯的時候不要說話，說話和飲食，正是「言行舉止」的兩大部分，要了解一個人修養，就要「聽其言、觀其行」。

為什麼飲食的時候不要說話？孔子沒有明確地解釋，如果仔細看上下文，在這一句話的前後，都是談論到祭祀，是孔子對天地、鬼神的崇敬。那麼為什麼要在飲食時崇敬？

先說「寢不語」，這本身是很容易理解的，睡覺的時候當然要不說話才能夠入睡，從這個道理來看，那麼吃飯的時候不要說話，也是一件相當自然的事！尤其是嘴巴有兩個用途：說話和飲食，飲食的時候說話就應該暫停，說話的時候就應該不飲食，就是如此簡單的道理。

「寢不語」也可以從他人的角度理解，如果別人在睡覺的時候，就不應該說話，那樣會影響別人啊！別人容易因此睡不好，那就是不尊重別人。吃飯也一樣，吃飯的時候在說話，也是干擾別人吃飯，讓人消化不良。

這樣看，就明白為什麼飲食時不說話——為了崇敬！飲食和睡覺，都是一件值得崇敬的事，是高尚的事。為什麼吃飯和睡覺是神聖的事情？因為這兩者都是給你補充力量的方式！睡覺休息，身體就能恢復，飲食也是一樣，飲食更是接連外界，透過食物接連天地，而睡覺則是閉眼呼吸，平臥在床，也是接連天地，故此飲食和睡覺，也是一種類似「祭祀」的方式，將我們重新與天地連結！這是一件重要的事情，凡是重要的事，也值得安靜下來專心進行吧。

健康衛生

當然從健康的角度看，吃飯的時候不要說話，有許多益處，或者倒過來說吃飯時候說話很容易出問題！由於飲食、說話、呼吸都可以在嘴巴進行，一邊吃東西一邊用口呼吸的話，食物很容易嗆到氣管之中，如果只是嗆到一顆米粒還好，普通咳嗽噴嚏就能夠排走，可是嚴重如嗆到骨頭，卡在食道氣管，可以是疼痛非常，甚至有生命危險。

一邊吃飯一邊說話也一樣，說話時雖然是氣從口中發出，但是說話完了要吸氣，這時候就容易將食物吸入氣管了。人的嘴巴很特別，同時有飲食和說話兩種功能，但兩種功能是相反的，不可以同時進行（不然你試試看同時吞下食物和說話，這是不可能辦到的），一起進行的話，兩樣都做不好，因為這是一出一入，語言是出，飲食是入，出入是相反的，飲食過程中說話，就會導致「兩頭不到岸」，兩件事情都沒有做好。

既然是一出一入，吃飯是進入的過程，如果沒有閉上嘴巴咀嚼，而是張開嘴巴說話，那就容易口沫橫飛了，將口水噴出來，那是多麼不衛生？沒有人想要別人的口水噴到桌上的食物去啊，儘管很多時候沒有見到口水噴出，但實際上只要你張開嘴巴呼吸，就會有水氣冒出，不然你可以試試看，將一塊玻璃或鏡子，甚至是你的手機，放在你的嘴巴面前說話？沒多久你就可以見到水氣凝結。當一桌人一起圍著吃飯，談得興高采烈，實際上就是在交換口水了。

吃飯時說話，必然會**干擾咀嚼**，導致食物未能充分研磨，與唾液混合，口腔內第一層的消化工作做不好，就會影響消化吸收。此外，說話的時候需要運用舌頭使發音準確，但舌頭也需要在口腔內攪拌食物、感受食物的味道，當我們顧著說話，舌頭自然做不好其他工作了，也就自然「食而無味」，甚至容易咬傷舌頭。

這樣看來，吃飯的時候專心地吃，禁語不說話，就能夠避免許多意外和衛生問題，也能夠更好的消化食物，享受食物的滋味。

基本禮貌

當然吃飯時不說話，是人類社交的基本禮貌。剛才提到的避免口沫橫飛，為了衛生需要也算是基本的禮貌要求，想想看，凡是高級餐廳都是講求安靜的，就算不是完全禁語，也肯定是輕聲細語，可以說安靜飲食是高尚的飲食方式。相反一些嘈吵的餐廳，就相對不那麼重視食物品質了，在這樣的環境吃飯，食物如何已經不是重點。

如果外出宴飲，在一圍桌子上，總有人希望安靜專心地吃飯，如果有人在席間高談闊論，那就很難專心享受食物的味道。這就好像坐在公車捷運上，如果有電視機播放廣告，你只能被迫收看一樣，無法選擇。所以「食不言」也是強調這種觀念，不要說話除了不要影響自己，更重要是不要影響別人，不要破壞環境的氣氛。

語言是人類特有的文化，自然界的各種動物，牠們沒有語言，吃東西都是「食不言」的，安靜地專心地吃。人類獨有語言的能力，可是如果語言用在不對的場合之上，那就造成別人的干擾。例如吃飯聚會，很多時候被迫將說話與吃飯放在一起，一班好朋友敍舊，其實可以約出來見面也可以，為什麼必須要一邊吃飯一邊聊天？又如參加宴會，當中許多新朋友不認識，大家同桌吃飯如果不說話，總是讓人覺得尷尬，於是就被迫一邊吃飯，一邊想著要說些什麼。其實不少人在吃飯的時候，都希望能夠專心地吃的，只是社會文化驅使人要說話。所以孔子才提醒要「食不言」，是一種基本的禮儀、禮貌。

吃飯時不說話，除了是尊重其他食客之外，更是尊重廚師。想想看，如果你家人朋友做飯，花了幾個小時精心炮製，可是大家一邊吃飯一邊高談闊論，沒有專心體驗食物的滋味，那多麼浪費廚師的心意？相反的，如果大家都非常用心安靜地享受食物，一起不說話，吃飯之後再分享食物的味道，那樣廚師肯定是高興的。

我們有一個叫「意食靜宴」的活動，是一個禁語、慢食的素食聚餐，來賓都要安靜地品嚐面前的食物，要非常慢地吃一個小時！平常一碗飯可能只需要十分鐘吃完，卻要慢慢地吃，就能夠非常仔細感受到食物的味道了。過往負責意食靜宴的主廚都很難忘這樣的體驗，自己煮的食物竟然能夠被如此細味，是對自己辛勞付出的最好回報。

寧靜感知

「食不言」的最重要原因，還是回到意食的核心，就是減少頭腦的思慮。當然不說話的時候，頭腦也可以在想東西，一邊吃飯一邊想東西，大部分人都習慣如此。可是如果一邊吃飯一邊說話，頭腦就肯定會在想東西了！語言就是思考的工具，除非「說話不經大腦」，否則只要一開口說話，腦袋就會思考，就產生思慮。

所以要吃出健康，吃出最佳的消化能力，要減少頭腦思慮，首要條件必然是禁語、食不言！修心先要修口，一個人所說出的話，即反映他的內心、他的性格，如果要內心平靜，也必然需要先關閉嘴巴，心口合一。

嘴巴的兩種功能，說話和飲食，只用其一才能專心做好，兩者一起進行自然會分心，最後肯定是為了專心說話而忘記了飲食。雖然說，忘記了飲食，還是會習慣性地進行咀嚼、吞嚥，但這個過程就很容易沒有充分做好，而更重要的，「心不在焉」，自然沒法感知得到飲食的滋味。

食物的味道，必須要用心感受，當我們一心二用的時候，心去了思考、說話，就自然忘記了感受味覺。大家不妨來做實驗？嘗試一邊說話，一遍專心感受食物的味道？這雖然不是不可能的，只是這樣的心會覺得很累，兩邊都做不好，說話不自在，心在兩邊搖擺。這就像你要如果參加一個演奏會，當你希望專心享受音樂，你肯定不會想同時在吃飯、聊天。

食不言的重要價值，在於專心地覺知食物的滋味，回到口舌的感受之中。在《論語》提到的許多「不食」的原因之中，都是提到食物味道腐敗，氣味和色澤出現變化，或者烹飪不當、調味不當的，都不應該食用，這就需要用心感知，只要在「食不言」的前提之下，就自然能夠感受得到食物是否適合自己，故此這些禮節，實際上並非一種盲目的規條，而是用心去感受食物的時候，自然會知道是否對我有益處。

第三章

意食的實踐方法

Chapter

3.

明白了飲食為什麼要安靜、停止思考，我們就準備好進入「意食」了！

意食的基本要求，是寧靜地飲食，

而意食的理想，是透過飲食提升身心層次，從而達致終極健康。

1. 體驗意食的基本

食不言，心不語。

經歷VS.經驗（體驗）

每天在經歷飲食，不等於每天真的在經驗飲食。這就是經歷和經驗的不同，比如學習和工作可以撰寫個人履歷，其中填寫了自己的個人經歷，就是列出了在哪裡學習、哪裡工作，但是有同樣經歷的人，不代表有同樣的經驗。這也好像幾個人一起去旅行，大家有共同旅遊的「經歷」，但是大家的「經驗」卻不一樣。比如有人到了某個國家旅行，過了一段時間，有人記憶猶新，卻也有人好像沒去過一樣，消失了的記憶。做一件事情，有心的做跟無心的做，差別很大！

這就是經歷跟經驗的區別，經歷只是做了一件事的過程，是外在的；而經驗又可以叫體驗，是內在的，是指用心去體會、感受，那才真正內化成為人生的一部分。

飲食的過程之中，食物可以匆匆而過，沒有感受到味道，那只是一種經歷，可是吃飯的時候，大都就像應付式的一種工作，而沒有用心感受食物的滋味，導致食而不知其味。不然問一下自己？昨天晚上吃了什麼味道？一週前吃了什麼？一個月前？一年之前？大部分人，都記不住自己吃了什麼味道，這也是沒有用心去體驗。

為什麼到一些高級餐廳或者有特色的地方吃飯，會特別容易記住？那就是因為覺得那一頓飯珍貴，刻意用心感受，那就成為了我們的體驗。意食，就是提醒我們，每一次飲食，都是一次體驗人生的機會。

意食，就是要將飲食的過程，從一種經歷轉化為經驗、體驗，真實地過生活，讓我們活在當下。如果人生只是經歷了各種事情，而沒有用心去經驗，這樣算是真的「**生活**」過嗎？那只是「**過活**」，沒有珍惜生命，活出人生。意食的目的，就是心的回歸，提升意識，專注在感受上，感覺變得敏銳，細緻觀察生命之中各樣的信息，生命的體驗因此變得更豐盛，人生變得多姿多彩！

意食的兩條法則

要實踐意食相當簡單，有兩條基本法則：

第一條：安靜地吃，口不作聲

第二條：內心平靜，專注地吃

意食的第一條法則，就是寧靜地飲食，禁語食不言。口不作聲除了指口中不說話，還可以包括口中要輕聲細嚼，不要發出太多的聲音。安靜地吃，也包括環境需要寧靜安舒，如果在一個嘈雜的環境中，比較難以專心進食。

意食可以一個人做，也可以多人一起進行。一個人進行往往比較容易，畢竟不用控制其他人，只要自己找到一個合適的環境就可。如果能夠多人一起做，即使大家一起吃飯，能夠有共識地安靜飲食，這樣一起「共修」的方式，氣氛往往會更容易專注，進入靜心狀態。因為獨自一個人容易分心鬆懈，所以在《中庸》之中說：「君子慎獨也」，一個人的時候，沒有其他人看見，如果內心不夠堅定，就容易走神。

另一方面，即使多人一起進行意食，雖然「同台吃飯」卻是「各自修行」，飲食是個人的事情，不需要與其他人比較，專心做好自己就可以了。

實際上，也不是絕對不能發出聲音，輕聲細語也是可以的，咀嚼和碗筷的聲音也並非噪音，也無法完全避免。如果想要有更佳的意食體驗，寧靜禁語可以讓你走得更深更遠。

練習4：專心吃飯

從下一餐開始，嘗試一餐之內不說話，專心地吃。

1. 建議先從早餐或午餐開始，可以拿著食物，找一個安靜舒適的地方，或者帶著餐盒到公園去，自己一個人，安靜享用。
2. 進階練習，親友聚餐時，提議大家在開始的前十分鐘，大家一起安靜專注吃飯，吃的過程關掉電視機，放下手機，讓房間變得安靜。
3. 也可以跟親友挑戰比賽，吃飯時要不發出聲音，看看誰先發出聲音？

感覺一下自己內心，是否享受這個過程？頭腦能否專心在吃飯上？

如果感覺自己不太容易專注，也不太喜歡這樣安靜地吃飯，這就代表自己平常思慮比較多了。一頓飯的時間其實不多，是每天生活的基本休息時間，如果不能享受安靜下來吃飯，覺得這樣「很悶」，那就代表頭腦停不了，習慣自我虐待，是一個「工作狂」，不給自己休息。

意食的第二條法則，也就是意食的核心目的，是要使自己內心平靜、不思考。

怎麼可以做到不思考？很多人也覺得這很困難，尤其是在吃東西的時候，如果什麼都不做，一邊吃飯，一邊頭腦就在想東西，想著剛才的工作，想著接下要做什麼，因此很多人為了讓自己可以減少煩惱，於是就選擇在吃飯的時候，一邊看電視、聽歌、聊天，讓自己的心可以「安靜」下來。

這些方式，的確也可以讓你頭腦輕鬆一點，可是這算是掩耳盜鈴，是自己騙自己的方法。這就好像你家裡樓上的房子正在裝修，發出轟轟聲響，你在家中覺得煩躁，可是你又不能離開家裡去別的地方，因此你選擇在家中開大音響，讓音樂聲掩蓋了噪音。的確，這樣可以讓你聽不到噪音，實際上噪音仍在，只是被遮蓋了，而且聲音因此更多更煩惱了，一層蓋著一層。

一邊吃飯一邊聽著其他聲音，這時候腦袋裡面的「噪音」好像不見了，實際上只是被掩蓋了。這樣轉移了煩惱，卻也同時增加了煩惱，治標不治本。很多人有煩惱的時候，會選擇看電視、看電影。這雖然好像轉移了自己的煩惱，可是煩惱未必消失了，當我們安靜下來的時候，它還可能會跳出來。

想要讓頭腦不思考，治本的方法，還是要直接從思考入手。當思考變成了一種習慣，變成了一種自動模式，頭腦就會停不了。

這就好像一個湖，如果湖面起了風浪，怎樣才可以回到波平如鏡？這需要減少給湖水的刺激，不要再有船駛過，不要再丟石頭進去，當風減少了，經過了一段時間，湖水就回到平靜。

頭腦也是一樣，頭腦不會立刻就停止，需要減少頭腦思考再生起。就好像開車，不再踩油門了，車不會立刻就停下來，還要向前溜一段路之後才慢慢停下來。

暫停思考之後，下一步會看到頭腦還是在活動，念頭還是會因為慣性而生起，這時候，首先不要再批判自己的頭腦，想著：「為什麼頭腦還不能停下來？」「已經停下來了，為什麼還這麼心煩？」如此這樣，會進一步再丟石頭進去湖水裡面，波浪再次生起。只需要好好看著這些餘下的波浪，看著車子繼續向前滑行一段，最後自然會停止了。

以感官減少思考

怎樣可以加快頭腦不思考，恢復平靜？有一個簡單技巧——**專注在感官上。**

人的頭腦很有趣，怎樣可以讓他不要再「說話」？方法就是請他做不能一邊說話的事情！例如請一位朋友專心聽著一首歌的歌詞，同時請他將一些數字加起來，他肯定覺得很費力；又或者請朋友幫忙看地圖找路，同時跟他講電話，肯定總有一件沒做好。這就是說，如果將注意力放在感官之上，例如聽覺、視覺，頭腦就難以同時思考。

頭腦思考與感官感受，是兩種相反、相對的能力，當你正在專注用一種能力的時候，另一種能力就難以同時發揮好。所以，只要將注意力集中在感官上，就可以逐漸做到不思考。

所謂感官，包括「五感」：視覺，聽覺，嗅覺，味覺和觸覺，分別對應「眼耳鼻舌身」這五大身體部位。在意食的過程之中，特別著重將注意力放在味覺上，就是舌頭的感覺，專注品嚐食物的味道，內心就容易減少煩惱了。

在飲食過程中，也不只用一種感官，我們也可以用眼睛去看食物，也可以鼻子聞香味，甚至可以用手去觸摸食物的質感，這些都可以增強感官能力。但是一時間有太多感官資訊，如果內心又不夠專注，有時候也會容易分心，因此還是將注意力放在味覺最為重要。各種感官之中，飲食過程較為不需要聽覺，因此意食提倡飲食過程安靜，也是希望減少感官的干擾。

練習5：單一感官體驗

人有多種感官，混合起來成為綜合的感覺，當感官分開來，就可以加強某一感官的體驗。

1. 兩個人一組練習，其中一人負責體驗，一人協助測試。找一個安靜的地方進行。

2. 體驗者閉上眼睛，或戴眼罩蒙上眼睛更佳。
3. 測試員逐一餵他食物，體驗者專注用舌頭感覺食物的味道。
4. 測試食物之中，建議最少有五種，包含不同味道，酸、苦、甜、辣、鹹，各找一種食物作為代表。
5. 過程中請體驗者分享，形容食物的味道，並且猜一下是什麼食物。
6. 試完了全部食物之後，請他分享對食物的喜好，喜歡哪樣、不喜歡哪樣食物；以及對這些食物的相關記憶，例如這種食物味道，在什麼地方吃過？

透過這練習，可以讓發現專注在單一的味覺上，也可以有豐富的感受，每個人也可以像美食家一樣形容味覺的層次和口感！

食不言，心不語

實踐意食，兩條法則互相緊扣，缺一不可。只做到第一條禁語是不夠的，不說話，心裡卻像大海翻騰，一邊吃飯一邊思考問題，那樣頭腦還是在工作，口中的味覺體驗就會減弱；反過來，如果說自己有專心地吃，可是口中還是在不斷說話，那這恐怕很難真的專注。

如果做到第一條不說話，可是在吃飯的過程中，一邊看電視、看手機、看報紙，雖然口中是不作聲的，但卻沒有專注在飲食上，不符合第二條法則，也不算是進行意食。

另一種情況，如果在飲食過程周圍環境有噪音，有不少人說話，例如在一家許多人的餐廳吃飯，環境擁擠吵鬧，可是你自己不說話，專注地吃飯，旁若無人的樣子，雖然那樣的環境未必很安靜舒服，這反而是意食的境界，就是不管外面怎麼樣，最要緊的是專注在內在。

意食的兩條法則，可以總結成一句話：

「食不言，心不語」

這包含內外兩個部分，外在不說話，是為了內在的心也不要說話。先從外在的行為做起，透過禁語不做聲，讓自己內心逐漸跟上。

心跟行為會有落差，我們常說「知行合一」，實際上卻是「知易行難」，很多時候我們心知道了，行為卻不一定跟得上。例如我們知道吃煎炸油膩的東西不健康，可是我們還是會想吃，從內到外，改變需要是一個過程的。要改變心的想法也不容易，每個人總有一些執著、一些盲點，想要改變一種習慣，可以先從改變行為入手，從外到內，因此從不語開始，可以幫助內心逐步專注而平靜。

特別要提醒，**內心專注的目標，是「減少雜念」，而不是「完全沒有念頭」、「完全不思考」**。這就好像靜坐一樣，靜坐是要達到完全沒有念頭的境界，是非常困難的！那是經過非常久訓練的修行者才能做到。

意食要做的目標只是「專注地吃」，當我們專注做一件事，心無旁鶩，自然能夠減少許多外界和心念干擾，可是專注在食物之上，也總是會有念頭的，例如想起這是什麼食物？味道如何？怎樣烹調？對這食物的記憶？食物是否適合自己？……這些念頭，並非要排除的，相反這是意食的重要部分，仔細觀察自己的心，可以幫助我們認識自己的需要，從而幫助我們正確選擇食物。

禁語不說話只是現象，而內心專注平靜才是本質。如果內心變得平靜，就自然不會想說話，會想更專注在飲食體驗之中，這時候兩條法則就融合為一了。

練習6：感官轉換

主動觀察自己的感官與頭腦的轉換過程，透過以下遊戲進行。

1. 兩個人或以上一起參與，可以多人一起體驗，一人協助測試。
2. 體驗者在一邊吃飯時候，同時做一些數學題目。

3. 數學題目如做一些簡單的數字加減（例如主持人讀出35+67+28+59+42=?）

4. 體驗者一邊吃飯，一邊計算數學的過程，互相競賽誰最快解答。

5. 在計算數學的過程，需要一邊保持咀嚼，不可以停下來。

6. 在計算完畢的時候，主持人提示體驗者，立刻回到感覺口腔內的味覺，看看跟計算的時候有沒有不一樣？

當我們密集用腦的時候，身體的感官，舌頭的味覺就會降低；當頭腦停止了，其他感官就會打開，重新感受得到舌頭的味覺。透過這練習，可以看到自己的味覺，是如何降低又升起。

2. 意食的三個層次

當我們實踐意食的兩條法則，逐漸專注在飲食過程中，就會發現腦袋和身體裡面有許多事情發生。以下將這過程細分爲三個層次階段，有助了解自己的進程。

第一階段（基本層次）：飲食的時候，察覺到念頭生起，但未能停止

在基本層次的階段，當我們開始專注，將注意力回到感官上，首先感覺到味覺加強了，由於頭腦減少了許多雜念，因此容易感覺到頭腦的細微念頭。這就好像睡覺前將家中的電視機關掉了，就容易聽到冰箱、冷氣等細微的聲音。

這時候更容易察覺到頭腦念頭的產生，這就好像觀察到海面上的波浪，是怎樣從平靜的海面逐步浮出來。這些念頭可以隨著身體的感覺浮起，例如在吃飯過程中，也會感覺到自己饑飽，食物往下吞嚥的流動、腸胃的蠕動，感受到環境的寒熱、風吹、聲音、顏色等，當然更多的是透過舌頭的味覺，味覺往往可以勾起許多記憶，每一口食物的味道，可以帶領我們進入到潛意識的深層，吃了一個包子，就想起了小時候上課前吃早餐的情景畫面，繼而想起當時的感覺。

這些瑣碎念頭，每天非常大量地產生，有心理學家推算，人每天可以產生的念頭高達六萬個！那就是一分鐘可以有超過四十個念頭！可是一般人根本無法意識得到這麼多，就好像每天生活環境之中有很多聲音，我們都不會仔細去聆聽，這些雜念只是變成背景噪音而已。

開始進行意食的時候，大部分人會感到一種很有趣的現象——覺得更加煩躁難耐，不願意專注。這就是為什麼吃飯的時候，人總是希望讓自己分心，喜歡看電視、聊天、工作。其實，並非意食讓人煩躁，而是頭腦一直有很多雜念噪音，只是大部分人都是採取逃避和掩蓋的方法，用更多事情去麻醉自己的頭腦。當我們開始專注，並非增加了自己的煩惱，反而是減少了雜念，只是這時候意識提升，覺察力增加，因此感覺到那些不想要的念頭，好像變得更多了，其實，它們一直都在。

這就好像你使用多年的桌子上，如果有一些污垢和疤痕，用了很多年也沒有去觀察，如果有一天你要將桌子贈送給他人，當你仔細清潔桌面，你就會發覺，原來已經滿目瘡痍了，只是平時都沒留意。現在不妨仔細看看自己的桌子，你會有更深的體會。

特別需要提醒的，在第一個意食階段，所感覺的煩惱，並非錯誤，相反的是，這更代表我們已經進入意食的體驗！剛進入這階段，感覺到煩躁、多雜念，往往我們會批評自己，心中覺得「哎呀！為什麼還是想這麼多？」所謂「眾生皆有煩惱」，每一個人頭腦都是多雜念的，只是我們平常沒特別去感受，如果開始感受得到，那也是一種「覺悟」啊！是一種進步提升。

在這個階段，需要保持穩定，就算有心煩和雜念出現，也不用管它！這就好像去完了爬山之後，周身肌肉酸痛，我們知道這是正常的感覺，不用理會它，只要休息一下自然會過去。

第二階段（進階層次）：飲食的時候，察覺到念頭生起，能夠很快平伏

如果平常習慣意食的狀態，那頭腦的念頭就會減少，到一定程度，就會感覺容易平伏了，心比較輕鬆。

在第二階段，並非是沒有念頭，其實念頭還是會產生，可是我們會更清楚察覺到，念頭是一個一個的怎樣產生、消滅，產生、消滅。就好像波浪那樣，在第一階段看到波浪不斷連

續的推進，而到了第二階段，則是看到波浪一個一個分開的向前，有了距離感，甚至仔細看到波浪是怎樣升起來，然後逐漸平伏。

要做到第二階段的意食，需要一個很重要的心態：**活在當下**。當下就是現在，就是活在現在這一刻，不要抓住過去和未來的事，過去的已經過去了，就留在過去吧；未來的事還未發生，就不要想了。就像在吃飯之前，如果有工作還未完成，那就要放下它，等待吃完飯再做；如果有事情忙著吃飯後要做，那也學習先放下，告訴自己等會再努力吧。一邊吃飯一邊想著前後的事情，這樣吃飯心裡焦急，消化不良。

在飲食的過程活在當下，那就是專心觀察現在的味覺，亦可以觀察這一刻的感受，包括這一刻的情緒，食物帶給你的什麼感覺？喜悅？不喜歡？每一口所帶來的感受可不一樣，如果只是要專注去感受，這已經夠忙了！

這些感覺，也會帶出頭腦中的念頭。例如專業廚師、喜歡烹飪的人，他們一邊吃東西時，總是會想著：這道菜式放了什麼食材？用了什麼調味料？怎樣烹調的？火候夠不夠？生熟程度如何？擺盤精美嗎？廚師的手藝好不好？……就算是一般人到餐廳吃飯，也總會觀察餐桌擺設如何？環境氣氛如何？服務生態度好嗎？價格是否合理？……

這一類延伸的念頭，雖然也算是接近「當下」的念頭，都可以觀察到自己的想法，可是這裡特別提醒，不要執著這些想法，如果繼續想下去，那就不是在當下了。好比吃蒸餃的時候，一邊咀嚼，同時猜裡面有哪些食材和香料，這時候是活在當下的，可是如果在這個基礎上想下去：這餃子皮在哪裡可以買到？回家我可以怎麼做？下一次什麼時候煮？配什麼食物吃更好？……離開了當下這一刻的感覺，之後所想的，都是在過去或者未來，那就不是在當下了。

在這個階段要學習的，可稱為「止觀」，就是讓頭腦停下來，專注去觀察各種感官和內心感受，如果我們專注的去看當下，那就容易停止念頭再生起。

所謂「煩惱」就像是連續的波浪，如果這些波浪中斷了，變成一個一個分開的浪，那時候就沒那麼煩了。心煩就是心一直被干擾，不能安定下來。那為什麼思緒會連續不斷？原因很簡單，就是「執著」，抓住不放，想著過去和未來的事情不放下，就無法體驗到當下這一刻的美好。

學習「放下」過去和未來的思緒，時刻保持在當下這一刻，這是第二階段要學習的態度。

第三階段（高階層次）：飲食的時候，頭腦念頭不被動生起，內心寂靜

第三階段的意食層次，是比較高層次的階段，因為已經熟悉了第二階段的止觀練習，完全掌握放下和專注，將頭腦持續的念頭變成斷續的念頭，甚至將這個斷續念頭的間距拉長、

波幅降低，頭腦念頭不容易生起，內心進入一種寂靜的狀態，頭腦已經可以自己控制了，減少無意識地、被動地生起念頭。

在這一個階段的特徵，是頭腦開始不再嘗試作判斷，比如一個蒸餃吃進口中，只是純粹的感受，主要專注在味覺，也可感受當下其他身體感受，但頭腦不再進一步思考：這是什麼食物？有什麼調味料？怎樣製作？食物是什麼已經不重要了！也不去作價值判斷：這好吃不好吃？喜歡不喜歡？便宜不便宜？……這些延伸的問題，都不重要了！當下這一刻身心的感受才是真實的，這些問題也算是過去或未來的問題了。

到了這樣的境界，人會有一種脫俗的感覺，輕鬆自在，無憂無慮，只是享受這一刻食物的美味，有一種平靜喜悅的感覺。到了這樣的境界，自然會十分享受意食的過程，每一頓飯都是一次大休息，讓自己身心放鬆。

在這個階段，內心變得澄明，覺知也會更為打開，卻不為環境所動。意食雖然主要側重向內專注，觀察自己內心的感受，但也可以同時向外觀察，就如外界環境可能並非平靜舒服，可能在一個人多擁擠的餐廳，或者在車上，甚至是在一個骯髒的環境之中，如果到了第三階段，就不會評斷環境的好壞，只是專注在內在的感受之中，做到「能收能放」的境界。因此第三階段是內心的寂靜，而不是外在環境的寂靜。

這樣的喜悅感覺，有些人以為：「我平常也能做到啊！」「在一個吵鬧的餐廳之中，也覺得吃飯很開心啊！」這種快樂，跟第三階段的快樂是不一樣的。不在意食狀態時的飲食，那時候的快樂，是有條件的快樂，因為這些環境的一些條件，例如食物美味、跟好友一起、價格優惠等等，讓我們快樂，這是基於價值判斷。可是這樣的價值判斷，如果突然變動了，例如平時食物品質都很好，這次卻變差了，或者上菜速度慢了、價格增加了，打破了內心的條件，於是就不開心了。而在意食的第三階段，則是無欲無求，並非因為什麼條件，而是感受到自己的存在，從心產生的喜悅，食物的味道只是一種輔助提醒，幫助我們看到自己的存在，就好像呼吸一樣，呼吸是如此自然的事情，可是如果沒有呼吸我們就會死亡，當你用心呼吸一口氣，就會感覺到生命的喜悅。

簡單來說，這就是活出了「知足常樂」。只要很單純的去感受生命，從每一次飲食的過程，也是體驗自己生命的機會。

第一階段的意食層次，是大部分剛嘗試意食的人所能體驗到的，如果嘗試了一段時間，開始享受意食了，就容易進入第二階段。如果要進入第三階段，則是不能只是依靠意食的練習，也需要在每天生活之中，習慣用這樣的心去過活，那樣才能自然進入這狀態。

這三個階段，也是意食的階段，並非要到了第二、第三階段才是意食。無論我們在那一個階段，也是已經在意食的路上了！也會得到益處，不需要有比較的心，覺得自己還在比較淺的階段，只要在路上了，就一定可以到達目的地。

意食除了有兩條法則、三個階梯之外，還包含了三種飲食方法在內，包括正念飲食、覺知飲食和直覺飲食。這些飲食方法，在前文已經有所觸及了，以下用不同角度再作介紹。

3. 意食方法

正念飲食、覺知飲食、直覺飲食

正念飲食

首先介紹「正念飲食」Mindful Eating。這是來自Mindfulness，中文一般翻譯為「正念」或「靜觀」，應用在飲食上則叫作正念飲食。所謂「正念」，就是指活在當下，專注覺察情緒和念頭而不加批判，從而體驗真正的自由和快樂。

正念的方法，我總結為三個部分，包括：「當下」，「專注覺察」與「不批判」。當下與覺察，在上一節介紹三個階梯層次之中，已經有深入講述了，這裡專門解釋不批判的含義。

一般說的批判，比如「批判思考」，意思是好像凡事都要質疑那樣，當然這只是批判的其中一種含義。批判，可以理解為做評判、裁判，做一個裁判官，總是要給事情分對錯，即所謂明辨是非，可是世界上的事情不是一定非黑即白，某種食物是否適合你，並非只有適合和不適合這麼簡單，或許有比較適合、稍微適合、不完全適合等的灰色地帶。

意食的過程，是很好的機會去練習不批判的心，也可以稱為「平等心」、「無分別心」、「不論斷」。比如人可以分男女、高矮、肥瘦、貧富等，看上去好像很有差異，但他們其實都是人，背後的本質都是一樣的。在《黃帝內經》中有一句經典名句：

「智者察同，愚者察異；愚者不足，智者有餘」——《素問．陰陽應象大論》

這裡說，有智慧的人，習慣觀察事物的相同之處，愚笨的人習慣觀察事物的相異之處，因此智者身體強壯，愚者身體虛弱。這裡的「察同」就是**平等心、無分別心**，也就是不批判，相對的，「察異」就是有分別心、不平等了！

需要注意，「不批判」並非真的完全不去分別，而是看到分別卻不要分別。比如有人犯法偷東西了，如果說不要批判，難道我們就不給他定罪嗎？如果有人犯法，卻不給他法律制裁，可想而知會社會大亂。犯罪就是犯罪，這不是批判與否的問題，然而真正批判的是在後面，一般人看一個犯罪坐牢的人，總是帶負面的眼光去看待他：危險、壞人、敗類、沒用、沒學識、貧窮……這些標籤，就是真正的批判所在。可是，犯法的人一定是壞人嗎？有沒有可能他是被脅迫的？背後有正面的原因？如果只看犯罪的行為，便無法判斷他背後的動機為何。

真正的不批判，是要站在一個更高的角度，看到兩端之後，以中性的立場去看到一切事物，不分好壞對錯。當然在法律的層面來看，犯法是錯誤的，可是從人生的層面來看，這並非一定就是錯誤，所謂「知錯能改，善莫大焉」，又或者「塞翁失馬，焉知非福」，是禍是福，誰能判斷？

回到意食的體驗之中，我們在第一階段的意食，頭腦會不斷生起雜念，覺得煩躁，這時候心裡總會自我批評：「哎呀，我是否做得不夠好？」或者因為覺得這種煩躁是不對的，就乾脆不做意食了。這些都是一種自我批判。學習正念飲食法，就是提醒我們，在這過程中要看到自己，習慣給自己負面的評價，這些負面想法往往並非只是在飲食中出現，例如在人生之中，學習、工作、關係，都總是給自己「不夠好」的想法。透過正念飲食，提醒我們心要平正，**用中性的心對待自己**。

又比如在吃飯的過程，頭腦也總是想做價值判斷：這菜式好吃不好吃？食物品質好不好？廚師的技術好不好？或者眼前哪一種食物比較好吃？哪一種比較不好吃？或者就算眼前只有一種食物，跟上一次比是否沒那麼好吃？比另一家餐廳家更好吃？同一種食材，哪個產地的更好吃？哪個季節出產的更好吃？……我們頭腦總是習慣評判、分別、察異，**希望要評判一切，這都是我們煩惱的根源。**

我認識很多資深的廚師，他們的手藝都很好，可是每當跟他們到餐廳吃飯，他們總是會挑出這餐廳菜式的問題來，雖然也有欣賞讚美的時候，但總會看到做得不夠好的地方，最後的結果就是：還是自己煮最好吃。其實很多時候並非菜式真的有問題，而是自己的心定下了一個標準，使自己煩惱。

就好像吃一顆饅頭一碗白粥，似乎清淡無味，可是如果你餓了幾天都沒吃東西，這饅頭白粥肯定是人間美味了！雖然味道是一樣的，卻隨心境改變，如果帶著標準去分辨好壞，那就總會讓人失望。懷著敞開的心，不評斷一切，才能讓我們走向意食的第三階段，享受每一刻的感受，這就是為什麼正念可以幫助我們，體驗真正的自由和快樂。

練習7：觀察批判心

一般人對食物，總會有一些批判心，例如覺得吃燕窩鮑魚比較高貴，吃饅頭白粥罐頭比較普通。嘗試看看自己，對食物有沒有批判心？

以下練習，是前述練習5（第一〇〇頁）的進階版：

1. 兩個人練習，其中一人負責體驗，一人協助測試。找一個安靜的地方進行。過程中可以閉眼或睜開眼進行。
2. 準備最少五種食物作測試，包含不同味道，酸、苦、甜、辣、鹹，各找一種食物作為代表。
3. 讓體驗者分別體驗每一種食物，並且逐一分享自己對這種食物的感覺，喜歡不喜歡？然後要進一步解釋：為什麼喜歡？為什麼不喜歡？
4. 嘗試完各種食物之後，再分享：你比較喜歡哪種食物？不喜歡哪種食物？每個人對食物，天生有不同的喜好，這並非對錯和批判心（稍後在「直覺飲食」再討論），可是如果體驗者特別對某種食物不喜歡或非常喜歡，而且能夠說出一些具體理由，比如因為一些人生經歷所導致，那也就是有批判心了。如果沒有批判心，面對不同食物選擇，我們會有喜好的傾向，但並不會特別不喜歡某些食物，對其產生抗拒或者厭惡。反觀飲食過程的思想，可以幫助我們觀察自己，有沒有產生批判心，還是能夠純粹察覺，保持中性去看待每一種食物？

網路上有一段影片，片中給一些外國小孩子吃珍珠奶茶的「珍珠」粉圓，這些孩子從沒吃過這種東西。影片中先是放了一小盤黏糊糊的黑珍珠在孩子面前（就像魚子醬的樣子擺著），讓他們用手去摸這珍珠，許多孩子都表情扭曲，覺得奇怪噁心，之後孩子再喝珍珠奶茶，不少孩子都說不喜歡吃這珍珠。可是如果在亞洲地區，大部分小孩子都不會抗拒。

我還刻意搜尋過一些影片，一些外國家長給大概一歲左右的嬰兒，嘗試生的苦瓜或者檸檬，其中有不少嬰兒，吃得津津有味，臉帶笑容，還自己拿著不斷地吃！

這些例子都十分有趣，從另一角度突顯成年人的批判心、分別心，我們總是覺得苦味不好、酸味不好，或者黏糊糊的東西不好，究竟這些想法是怎麼來的？小孩子沒有這些概念框框，用一顆單純的心，去觀察這個世界、享受這些感覺。其實意食正是回歸孩子的心，用最簡單的心去進食，可讓人生每一刻都有驚喜。

覺知飲食

「覺知飲食」Conscious Eating，是我從國際著名的辟穀食氣大師魏鼎老師的課程學習而來，他曾經辟穀（不吃食物，僅喝少量水）長達六百三十天！他的著作《喚醒人體本能自癒力：全辟穀：食氣、不食、斷食》一書當中，也有介紹到覺知飲食法的理念與技巧，書中將之稱為「意識飲食法」，是他提倡怎樣獲得最佳營養，正確選擇食物方法之中，最首要的方法。以下介紹我自己學習應用的心得。

覺知飲食法就是強調心的覺知能力，在前面介紹意食的時候，也有反覆提到專注在各種感官上，用心感受。要實行覺知飲食法，比如有好幾種水果放在面前，怎樣判斷哪種水果更適合自己呢？可以用以下步驟：

練習8：覺知飲食步驟

「停下來，對每一種食物，看一看，用手摸，用鼻子嗅，用心感受。」

當中包含了兩大步驟：

1. 第一步是用身體各種感官去感受食物，但是將食物放進去嘴巴之前，先要用其他各種感官，首先當然是用眼睛去看，然後用手去觸摸，然後再將食物放近一點用鼻子嗅。
2. 第二步，就是用心去感受。整個用感官去觸碰的過程，都要安靜下來，用心去感受，問自己：「是不是這個水果？這水果是否適合我？」

整個過程之中保持覺知，有意識的選擇，尤其是觀察心的變化，做相應的行動決定。比如剛開始我們看到面前的蘋果，好像很想吃它，可是拿在手上摸到這個質感，覺得好像不太想吃，這時候就要放下蘋果了，因為這就不是身體最需要的了。比如拿起一條香蕉覺得還是很想吃，吃了一口之後覺得還是挺好吃，如果再吃一口，就覺得不太想吃了，這時候就應該停止，就算沒吃完，也不要吃下去了。

這就是覺知飲食的重點，保持覺知打開，盡量打開全身的感官，在開始吃之前使用不同感官去體驗，而在飲食過程之中，也要敏銳全身的感受。

覺知飲食法，實際上就是前面章節提到的，神農氏嘗百草的方法！比如我們現在要嘗試一種新的植物，嘗試之前，一定要先經過眼睛觀察、觸摸，感覺一下這植物的質感，聞聞氣味，然後才開始用口嘗。過程中並非只是用頭腦的知識判斷這植物的特性，更重要是要用心直接感受。古人觀察天地萬物，沒有現代的科學檢查設備幫助，就需要更加相信自己的能力，用自己的直覺感知去認識世界。

覺知能力，其中最終是心的覺知。在前面「以感官減少頭腦」一節之中提到感官有五種，稱為五感，而佛家更將感官稱為「六根」，即是「眼耳鼻舌身意」，成語說「六根清淨」就是指這六種感官。六根是五感之中再加上「意」，即是「意識」或「心識」，是指**心所產生的感受**，由於心沒有實體的身體器官，意念是否一種感官，在學術界上有爭論，有時候將之簡稱為「五根」或「五識」或「五感」。五感的產生，是透過眼耳鼻舌身的覺受，通過心的作用，然後才感知得到的，「意」雖然並無一個實體的器官對應，可是有不少人的確有心的直接感知能力，例如常說有些人的「第六感」很準，可以直接感知到別人的情緒，或者可以偵測到別人撒謊，這不需要透過其他五感而直接得知的，這就是心的作用。

因此在實行覺知飲食的時候，開放全身感官，用心感受全身，同時用心專注，可能更幫助我們打開心的意識能力，這就是為什麼也稱為「意識飲食法」的原因，意食就是為了幫助我們提升意識，做一個有意識的人。

直覺飲食

「直覺飲食」Intuitive Eating，本身亦可屬於覺知飲食法的一部分，因為直覺跟覺知有所不同，這裡分別進一步介紹。

所謂直覺，就是心的直接感知能力，前文最後提到的心識，也就是直覺。

直覺跟覺知的細微差異，覺知只是指心中的感受和意念，可以還未有行動；直覺除了有覺知的含義外，直覺還有多一層含義，直覺更多是為了行動，有了直覺就可以方便我們做相應行動的判斷。

意食之中，直覺飲食是非常重要的部分，可以幫助我們對食物選擇作出判斷：什麼食物才最適合我們。過往我們選擇食物，一般都是聽從營養知識去選擇，可是**就算營養知識是經過科學研究，也只是表明這食物適合大部分人，但是否適合你這個獨特的個人？**是否適合你現在的身體狀況或病情？這食物的品種是否完全等於科學研究上的該種食物，有沒有變異？

當把問題具體化，落實到個別的食物或者個體化的人身上，「這食物是否適合我」的問題，就變得難以用科學去回答，科學上也只能用機率去說，而無法萬全。

做自己身體的主人，每一個人的心，也擁有強大的能力，可以判斷什麼食物最適合我，心會幫助你做出最佳選擇。這種能力，在人生過程會經常變化，例如孕婦懷孕時會特別想吃某一類食物、喜歡吃酸味的，這是由於懷孕時容易氣血不通，影響胃口，多吃酸的食物可以醒胃促進消化。

這一種心的能力，在前文提到《大學》這部經典之中，也提到人擁有的這種能力，稱之為「誠意」：

「所謂誠其意者，毋自欺也。如惡惡臭，如好好色，此之謂自謙。」——《大學》

這就好像一個人厭惡臭惡的氣味，喜歡美麗的顏色那樣，這種直覺能力，根本不需要學習，是與生俱來的能力。就像前面提到，有些嬰兒吃了生苦瓜、檸檬之後，他們會喜歡想吃下去，但也確實有一些孩子，吃了苦瓜和檸檬，就會變成「苦瓜臉」，甚至立刻吐出食物，這也是他們身體的本能，自己能夠分辨哪種食物是適合自己的。

練習9：直覺飲食觀察

以下用兩種生活場景做練習例子：

1. 吃自助餐的時候，眼前有很多食物擺放著，假設食物是無限增添的，我們會選擇自己最喜歡吃的食物，而不會選擇難吃的，但是無論如何，當你逐漸吃飽的時候，此時繼續細心觀察，再將自己喜歡吃的食物放進去口中，看看味覺如何？

   就算該食物是平常怎麼喜歡的，再將哪種食物放進去口中，只要你吃飽了，也會覺得不好吃了，不想吞下去。這就是我們心的感知能力，我們舌頭的感官，理論上是不變的，可是心跟著身體的變化，從而產生不同的反應。

2. 請你隨便挑一種水果（例如香蕉），準備可以吃飽的份量在面前。在剛開始吃的時候覺得香蕉很香甜好吃，吃第二條還是很不錯，可是到了第三條，可能香蕉的味道就沒那麼好吃了，如果還堅持吃下去、四條、五條……，看看自己口中的味覺有什麼變化？

當然了，如果這個實驗你能夠堅持不停止，到了吃到某一條香蕉時，可能會讓你感覺酸澀想吐！

這就是直覺飲食法的特別之處，透過我們仔細咀嚼，品嚐口中的味覺變化，可以看到我們身心的需要，從而選擇適合的食物。

直覺飲食的理念十分簡單，憑著口中的味覺，如果這味道十分好吃，香氣十分吸引人，那就代表這適合自己的身體，是非常直觀的判斷方法。

或許會有人問，如果只是以是否「好吃」作為選擇食物的判斷，這很容易出問題哦！假設我很喜歡吃垃圾食品、吃肉類、吃煎炸油膩東西、吃零食，是否代表那些食物健康？這裡先簡單回應一下，要用直覺飲食法去選擇食物，必須要在**食物天然狀態**下去判斷的，練習過程首先適宜在生吃蔬菜水果的前提作判斷。如果我們喜歡吃的是這些不健康的食物，那代表自己「上癮」了！這在後面「飲食成癮症」一節（第二〇五頁）再深入討論。

正念飲食VS.直覺飲食

這裡會有一個常見問題，在前文提到正念飲食的時候，提醒我們不要有「批判心」，可是到這裡又叫我們判斷食物是否適合自己，這是否很矛盾？當然不是。

每一個人有自己的個人喜好，我喜歡吃這種食物、不喜歡吃那種食物，這本身是自然天生的事情，每一個人的特質，甚至是一個人的高矮肥瘦、愚智貧富，這也不應該成為被批判的對象，應該予以尊重。

可是，這裡要**分清楚這些喜好是真心的想法，還是後天的學習所干擾的？**例如一個人不喜歡吃苦瓜，這究竟是真的天生味覺，還是因為我們後來學習到苦就是不好的？就是分辨這個感受：是從心而來的，還是從腦而來的！有人說：「天下最遠的距離，就是從腦到心的距離」，這句話真是十分精彩！一個人的頭腦思想，或許不是真心想法，常說「口中說不，身體最誠實」，這也是指人經常心腦不合一的結果——我們不一定認識自己。

有一個關鍵的問題：如何辨別對某種食物的喜好判斷，是基於心還是基於腦？這不得不讚嘆古人的智慧！前文提到《大學》記載的一段話：

「格物，致知，正心，誠意，修身，齊家，治國，平天下」——《大學》

在「誠意」之前，需要先「正心」，再之前還要有「格物致知」。如果從我們介紹的三種意食飲食法的語言去說，那就是從正念飲食到覺知飲食、直覺飲食的過程，三者是層層遞進的關係。我們先要有當下、專注覺知的基礎（格物致知）；才能客觀地、不批判地觀察自己的心（正心）；因此才能夠判斷這想法，是否被頭腦的概念框架束縛著，還是出自自己的真心（誠意），所以《大學》之中也將之稱為「誠意」，就是真誠地認識自己心意。

這是那麼有智慧啊！意食幫助我們認識自己的能力，而不是透過頭腦學習知識去選擇食物。這就是為什麼掌握意食的法則，可以幫助人獲得真正的自由和快樂？這就是因為我們對食物的選擇，一直以來被捆綁著，需要依賴外在的知識、權威，來告訴我們怎樣選擇，但是，為什麼我們不可以像所有動物一樣，相信自己能夠有選擇食物的能力？為什麼不相信自己，上天賜予我們精密的身體，已經有能力選擇最適合的食物？

4. 凡動物都是意食者！

爲什麼動物不需要學習怎樣飲食，而人類就需要學習？難道沒有「營養學」，人就不懂得吃嗎？

我曾經有一次到峇里島旅行，去到一個猴子公園，近距離看猴子怎樣吃香蕉的，十分有趣！看到一隻猴子，搶走了遊客手上的香蕉之後，拿在手上吃。首先這隻小猴子剝香蕉皮的方法很有趣，平常我們都是從香蕉的頭或尾開始剝皮，這隻猴子卻是從香蕉中間開始剝開，拿出整根香蕉肉，在整根香蕉中間咬了一口，最讓我驚訝的是，猴子竟然將這一口香蕉肉吐出來了！然後再吃其他部位，很快地吃完整條香蕉。

我不是猴子，我還是不明白為什麼牠會這樣吃，可是目睹了這個過程，讓我對做人有很多反思。或者這一根香蕉的肉，中間的部分不好吃？作為猴子，牠不會覺得這樣是浪費，而我們作為人，吃香蕉的時候，通常都會覺得，只要不是爛掉，就應該整條香蕉吃下去。

這就讓我想起，凡是動物，都是在實行意食的！牠們都是用直覺去作食物選擇判斷，而不需要透過學習知識。比如最常見的寵物貓狗，我曾經面對過一隻狗，當時我手中拿著很好吃的柚子，我見小狗走過來的樣子很可愛，於是「割愛」分了一塊柚子給牠，可是丟到地上之後，小狗聞了一下就離開了！對我來說，這塊柚子就這樣浪費了，可是小狗卻不以為然。

所有動物都一樣，都是「性格巨星」！只會吃適合自己需要的食物，而不需要別人教導。人類也是動物之一，尤其人類是靈長類動物，是萬物之靈，人也不會例外，理應更加懂得如何選擇食物才對啊！這方面，孔子也曾經說過一段話：

「生而知之者，上也；學而知之者，次也；困而學之，又其次也；困而不學，民斯爲下矣。」——《論語・季氏》

這段話說的是，如果天生下來就明白事理的，這是上等的人；如果是經過學習才知道的，那是次等的人；如果是遇到困難才去學習的，那是更次一等的人；如果是遇到困難也不去學習的人，那是最下等的人。

當然看到孔子這段話，我們都總是以為，人應該要努力學習，可是這段話也告訴我們，人本身有與生俱來的能力，是可以天生就明白事理的。為什麼動物不需要學習怎樣飲食，而人類就需要學習？難道沒有「營養學」，人就不懂得吃嗎？

人與動物有什麼分別？這裡有一個重要區別，哲學家亞里斯多德說過：「人是理性動物」，人也是動物，人與動物的區別，就是人有理性，就是人有頭腦，懂得思考，有語言能力，這些都是動物不具備的。可是，人的理性能力，是人類的禮物，也是人類的詛咒，當人使用頭腦太多，就忘記了人的本能，人的心本身可以認識萬物，可以明白事理，當我們離開了身心的能力，只是使用頭腦去生活，那樣就容易「離地」不切實際，將本能忘記了。

提倡意食，就是為了喚醒人類的內在本能，你知道怎樣飲食對自己最好！意食提倡的，是透過不斷練習，人是可以憑著自己的感覺、相信自己的感覺，給自己的飲食健康做出最好的選擇，從而獲得終極健康。

5. 18種意食技巧

呼吸、放鬆、冥想、叩齒、嚥津、細嚼、按腹、觀賞、飢餓、祝福、溝通、音樂、無聲、閉眼、獨食、慢食、細味、惜食

學習了意食的二條法則、三個階段以及三種方法之後，接下來介紹十八種意食的技巧。這些技巧並非「必需品」，不是意食一定要這樣做，這些技巧是來自我們多年來，主持意食活動的經驗，透過許多導師的帶領分享，發覺這些技巧可以幫助我們更容易體驗意食的法則，令意食變得更多元化，可以在不同場合使用。

因為頭腦很「狡猾」，習慣想很多事情，不容易停下來，因此要讓自己順利進行意食，需要透過一些方法，讓頭腦忙著做一些事情，就可以忘記想其他事情。這可以理解為「轉移視線」的方法，實際上就是所謂「以一念，代萬念」的方法，透過專心做一些新事情，去取代

頭腦中的許多雜念。

這些技巧可以在吃飯的整個過程中使用，或者是其中一個階段，例如吃飯前，吃飯中、吃飯後。也沒有一定必須要跟著怎樣做的規矩，所謂「道重於術」，學習道理、法則，比技術、技巧重要，道理讓我們可以舉一反三。因此以下介紹的技巧，實際上是一些例子，幫助我們更深體驗意食的好處，透過一些具體的練習方法，將注意力收攝回來，回到內心平靜、喜悅。

記住，方法是非常多的，千變萬化，下面介紹的十八種技巧，並非每一項都要做！你可以選擇每次做一種或幾種，不拘多少，可以讓你的飲食有更豐富的體驗。如果一次吃飯就要做到所有技巧，那實在太形式化了，反而忘記了意食的本義。所謂「以指指月，見指忘月」，意思就是：有人問你月亮在哪裡，你用手指指給他看月亮在哪裡，那人看著你的手指，卻忘了看月亮。這些技巧是為了幫助我們體驗意食，記得不要執著於方法，這只是一些「方便法門」，幫助我們體驗得到意食的好處，當我們體驗到意食的三個階段時，方法就可以隨心所欲，靈活應用了。

1. 呼吸

專注呼吸，是各種靜心法之中最基本的方法。人生存必須要呼吸，在一呼一吸之間，就可以看到生命的存在。前文介紹過，專注在感官，可以減少頭腦念頭，由於呼吸是經過口鼻，尤其是鼻子中有許多感官，可以感受氣味香臭，也有皮膚觸覺，因此透過呼吸，是幫助專注的快捷方法。

練習10：專注呼吸

吃飯之前，趁著食物還未來齊時，先休息安坐，專注呼吸幾分鐘。或者食物來齊了，先放在面前，也讓自己安頓專注呼吸。可以閉上眼睛專注，也可以張開眼睛。

1. 放鬆一呼一吸，用鼻子呼吸（鼻塞不通時可以改用口呼吸），專注在鼻子一呼一吸上，感受呼吸是否暢順自然。
2. 能用腹式呼吸更佳，即每一次吸氣的時候，吸氣進入腹部，讓腹部鼓起來。如不能做腹式呼吸，則保持平常呼吸即可。
3. 呼吸順暢之後，然後將注意力，集中在鼻子的小範圍裡面，感受鼻子的感覺。包括鼻孔裡面，每一口呼吸，氣流出入的感覺。感受鼻孔裡面的感受，氣流是否順暢？有沒有冷熱、針刺、麻痺、疼痛等感覺？

4. 在過程中可能還會有念頭出現，這時候不用特別理會它，不要批評自己，只要繼續回來專注呼吸就可以了，念頭好像波浪一樣，會自然流走消失的。

5. 進階練習，可以感受空氣呼吸進入身體時的感覺，感受氣能進入到哪裡？到鼻咽、氣管、肺部？甚至是否感受到氣進入腹部、下腹？抑或身體不同地方有一些氣流動的感覺？

只要經過幾分鐘的呼吸，頭腦裡面的雜念就會減少，甚至乎忘記了練習之前在想什麼，這時候再開始吃飯，就很容易進入意食狀態了。

有人會問，為什麼呼吸的氣可以吸入腹部？空氣不是只是進入到肺裡面而已？傳統中醫認為，呼吸的時候，氣是可以吸入人體的下腹部（丹田），所以**腹式呼吸能幫助補脾胃、補肝腎**。這是因為在傳統中醫和中國文化之中，十分重視「氣」，這裡所說的氣，現代一般稱為「能量」，是構成世界的本源力量，氣並非物質，卻可以生成物質。呼吸的空氣雖然看不到，但還屬於物質，其背後包含了非物質的「氣」，傳統觀點認為，呼吸並非只是呼吸「空氣」，而是透過呼吸這個過程，幫助我們吸入天氣之精氣，是無形的能量。

因為呼吸可以幫助周身氣血流通，為什麼現代人容易生病，就是因為我們呼吸淺短，只是進入到肺裡去，較少做腹式呼吸。進入腹部有許多好處，腹部起伏可以幫助按摩腹部裡面的內臟，而且當氣進入腹中，可以幫助脾胃氣血升降，有助提升消化吸收能力；呼吸進入下腹部，還可以補益肝腎。因此如果要補肝腎，並非一定要吃什麼補肝補腎的食物藥物，更直接的方法，就是深深的呼吸了！

2.放鬆

身體放鬆，氣血才能流通，這就好像土壤一樣，如果泥土硬實，水和養分就不能灌進去了。因此飲食前好好準備，讓身心放鬆，飲食才能更有益處。

怎樣讓自己身體放鬆？放鬆的方法有很多種，如上述的呼吸，或者做點拉筋、按摩，運動一下，或者聽聽音樂，甚至聊天也有幫助。

要放鬆，有一個更直接的方法，就是**告訴自己：我要放鬆！**

練習11：全身放鬆

吃飯前安坐在椅子上幾分鐘，雙足平放在地上，稍微挺直腰背，背部不貼著椅背更佳，可以令氣血更流暢。感受自己，從頭到腳，逐步鬆開。

1. 首先閉上眼睛，慢慢呼吸，身體可以左右擺動，感受全身的感覺，身體是否緊張？過程中專注每一個部位的感受，同時給自己默念：「放鬆」。

2. 感受頭部的肌肉皮膚，是否放鬆？從頭頂開始，感受頭頂、面部，頸部的肌肉感覺。特別是面頰肌肉，可以開口張合感受一下。如果感覺繃緊，就告訴自己：「放鬆……」。

3. 感受肩膀的肌肉、雙臂、手肘、前臂、手腕、手指的肌肉；接著感受背部、腰部、胸部、腹部，整個軀幹的感覺；接著感受髖部臀部、大腿、膝蓋、小腿、腳踝、腳掌、足趾的感覺。如果感覺繃緊，就告訴自己：「放鬆……」。

4. 全身感受過一次之後，再感受全身的感覺，看看自己有沒有整個人放鬆了？這時候告訴自己：「我全身都很放鬆」。

5. 最後將注意力回到呼吸上，可以動一下手指腳趾，慢慢張開眼睛，再動一下身體，感受身體有沒有比之前放鬆了？

身體有自己的智慧，就好像我們可以控制自己的手指，用力抓緊拳頭就抓緊，也可以隨時鬆開放鬆。身體的每一塊肌肉，也可以聽頭腦的指揮，隨時放鬆下來，只是平常習慣了工作的話，身體長期處於「作戰狀態」，肌肉就會繃緊。因此肌肉需要我們下另一個指令：「你可以下班了！」它才可以自己放鬆下來。

放鬆是一種習慣，有些人長期肌肉緊繃，呼吸不暢，卻不知道自己正在緊張，因為時間太長就習慣了。需要經過幾個月的放鬆訓練，才感覺得到自己原來輕鬆的感覺。

當身體外部放鬆了，內在的五臟六腑氣血也會鬆開流通，吃東西進去才能更好的消化吸收。所以有些人吃很多也吸收不了，就跟個性緊張、思慮太多有關了。

3. 冥想

冥想 Meditation，其實就是指靜心、專注。中文名字「冥」的本意是幽暗，冥也可以指閉上眼睛，即是指閉眼在黑暗之中靜默。

冥想目的是希望令頭腦不想事情，可是頭腦要做到完全不想事情、沒有念頭是十分困難的。我現在有每天打坐兩、三小時的習慣，其實每一次打坐，往往前半小時到一小時，頭腦都是很多念頭浮現，有時候也感到煩躁，這都相當正常，一整天頭腦想這麼多，要停下來需要一段時間，往往都是打坐大約四十分鐘之後，感覺才比較平靜自在。

冥想的入門方法，大都是透過主動去想一些畫面，讓自己頭腦得以專注，這也是「以一念代萬念」，專注一些圖畫想像，可以更容易放下其他許多雜念。

冥想有非常多的方法，以下分享其中兩種，我們常用在意食之前的冥想練習：

練習12：放下負面能量冥想

吃飯前放鬆下來，先做練習10（第一三二頁）的專注呼吸練習二到三分鐘，讓自己平靜下來。

1. 每一次呼氣的時候，想像身體的負面情緒、負面能量，化成黑煙，從鼻子呼出來；甚至可以想像，這些黑煙從身體全身皮膚的毛孔，向外散發排走。
2. 每一次吸氣的時候，想像白色的光從鼻子吸入身體內，流遍周身，淨化體內的污垢，每一次吸氣身體再一次恢復清淨；甚至可以想像，這些白色的光，從全身皮膚毛孔，吸入進去體內。
3. 呼吸之間，可以稍作停頓，感受身體清淨的感覺。

這一類冥想，不管頭腦想像的事情是真是假都好，只要頭腦持續這樣想像，幾分鐘之後，就會忘記之前想了什麼，頭腦就恢復平靜了。

這就是所謂的「以假修真」，這些想像或許是假的，但是最後結果卻是真的。

練習13：小太陽呼吸法冥想

吃飯前放鬆下來，慢慢呼吸，可以先做練習10（第一三三頁）的呼吸方法二到三分鐘，或者直接進行本練習。

1. 想像在「下丹田」部位（大約在肚臍下三寸的「關元穴」位置，在下腹部之內），有一個小太陽。
2. 在每一次吸氣的時候，想像氣吸進去下腹部的小太陽，想像小太陽發光，每一次吸氣變得更光亮。也可以感覺下腹部變得溫暖起來。
3. 每一次呼氣的時候，想像小太陽的光，散發到周身上下，流遍軀體和四肢頭面。
4. 持續做幾分鐘之後，感覺一下全身感覺，如果勤加練習，往往可以感覺身體變得溫暖起來。

這一種小太陽呼吸法練習，類似傳統的丹田呼吸法，可以使身體氣血流通，變得溫暖，有強身防病作用，適合平時經常練習。好像做暖身運動一般，在吃飯之前先做練習，也可以幫助促進消化。

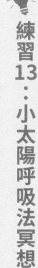

4. 叩齒

叩齒是一種傳統的養生方式，可以促進牙齒健康，補益肝腎，甚至有延年益壽的好處。

叩齒練習可以促進牙齒口腔和面部的氣血流通，直接幫助牙齒變得更加強壯。

練習14：叩動牙齒

1. 將上下顎牙齒，上下咬合，互相叩擊，發出敲擊聲音，速度可快可慢，可以一秒一次或者一秒多次叩擊。
2. 咬合過程要保持覺察，感受牙齒牙床的感覺，如果有不適如酸軟、疼痛，那就適宜放輕一點、放慢一點，或者隨時停止。如果有擔心牙齒脆弱，則要用力較輕或減慢速度。
3. 每次可以進行一百下，或隨心而作，多少次也可。為了養生目的，可每天持續練習。

中醫認為「齒為骨之餘」、「腎主骨」，透過叩齒練習，不單對牙齒有幫助，亦有助補腎強骨。其中的道理也很簡單，比如一個人到老的時候，如果牙齒也是健康的，自然胃口好，能夠仔細咀嚼食物，消化吸收能力佳，自然會身體健康了！

想要補肝腎，除了吃藥之外，上文提到可以透過腹式呼吸幫助，也可以透過各種運動鍛煉身體。通常比如腎虛之人會容易出現腰痠痛、腿乏力，如果透過運動之後鍛煉好肌肉，腰腿痛就好了，那其實就是補肝腎了！

叩齒練習也是類似，就好像做運動一樣，鍛煉面部肌肉和牙齒氣血流通。有些人因為牙齒酸痛，不用力敢咬合食物，這就好像一個人勞累了不願意做運動一樣，愈是懶惰就只會日益惡化，只要透過逐步增加叩齒練習，牙齒就可能恢復健康。

當然也要提醒，叩齒方式未必能夠治療牙病，如果牙齒酸痛本身是蛀牙引起，可能要先治療處理了。

5. 嚥津

嚥津即是吞嚥津液，這裡指的津液即是唾液。中醫上認為，津液即是人體之中有用的水分，有補益滋養周身的作用，而津液可以從口腔舌下產生，透過吞嚥津液，可以滋養身體，有助人體加快氣血產生。

從現代醫學的認識，唾液之中含有多種消化酶，可以幫助食物分解，因此**在口腔中咀嚼食物，與唾液混合，已經是一個消化食物的過程**。這有助我們理解為什麼吞嚥津液可以促進補益氣血，跟整個胃腸消化能力提升有關，而且當唾液進入腸胃了，就等於告訴了消化系統：「快要開飯了！請你們準備開動吧！」

練習15：吞嚥津液

1. 舌頭在口腔內攪拌，好像用舌頭去清潔牙齒一般，去觸碰牙齒的內外，口腔的周圍。同時好像用吸管吸啜那樣，閉口咽吸動內部口水。
2. 舌頭攪拌過程之中，舌下的唾液分泌就會增加，當津液積蓄到一定程度之後，就可以吞嚥下去胃中。可以反覆進行攪拌與吞嚥。
3. 進階練習方法，舌頭攪拌次數時間較長，留待津液較多，幾乎裝滿口中欲要滿溢之時，將唾液分開三次吞下，每一次感覺津液吞嚥較深，最後一次感覺唾液吞進去下腹部丹田位置。
4. 吞嚥完畢，放鬆整個人，閉上眼睛，感受身體的感覺。

練習16：感覺舌頭

除了嘸津之外，過程之中舌頭保持覺知，亦是一種很有趣的意食練習。

1. 同樣攪拌舌頭，但這練習的過程，重點在於感受舌頭的感覺，而不在於嘸津。
2. 首先感受舌頭不同部位的感覺，分別感覺舌尖、舌面、舌底、舌根四個部位。透過轉動舌頭到不同口腔位置，前後左右上下，感受舌頭自身。然後回到平放位置，看看不活動舌頭的時候，可否用心感覺到舌頭不同部位的感覺？（平常沒有專注時，不會感受到自己擁有舌頭。）
3. 用舌頭去感受牙床和口腔的感覺（外），然後也回來感覺舌尖自身的感覺（內）。這兩種外內感受，可以交替來回去感覺，感受到注意力可隨心轉動，感覺到舌頭的「一體兩面」感覺。
4. 感受舌頭的大小，現在的舌頭是否腫脹？平放的時候是否貼著上顎和牙齒內側？感受舌頭今天能否靈活轉動？
5. 然後開始進食，在一邊吃東西的過程，除了將注意力放在食物的質感和味覺上（外），也可以感受舌頭自身的感覺（內）。例如吃一塊豆腐，感覺豆腐的鮮嫩淡香（外），同時回頭感覺舌頭正在觸碰豆腐（內）。

6. 將食物吞嚥下去，感受一下食物進入咽喉、食道時候的感覺？食物是怎樣被推送進去的？可否感覺到食物在不同部位移動？

這麼仔細的去感覺舌頭，很多人都從來沒有體驗過，我們會發覺舌頭的感覺，除了味覺之外，還有很多觸覺。

舌頭是這麼短短兩三吋的器官，就決定了我們飲食的慾望，值得仔細去認識！身體是十分精密的設計，而且心的感知能力，跟味覺有非常密切的關係，只要我們的心在，感覺就立刻增強。這一個練習，可以更深體會到「心不在焉、食而不知其味」的感受。

6. 細嚼

仔細咀嚼，是提升消化力的第一要務。現代許多人的腸胃病，就是因為口腔內咀嚼不夠，飲食匆忙，狼吞虎嚥，食物沒有被咬碎，唾液還未產生足夠，未能將食物跟唾液混合，導致消化不良。

為什麼嬰兒和一些病人需要吃流質或半流質食物？就是因為他們腸胃消化力弱，將食物變成細小甚至液體，那就容易消化吸收。

試想像你是一隻牛，在大自然吃草，有一片廣闊的草原給你隨便吃，你一定會仔細咀嚼、慢慢地吃。除非你有危險、要逃命，否則你不需要焦急地吃。現在都市人生活節奏急促，每天飲食也像求生一樣吃，緊張的情緒自然消化不良。

練習17：仔細咀嚼

1. 每一口進食，先不要放太多食物進去口中，大概是裝滿嘴巴的三分之一到二分之一的分量。
2. 每一口食物，需要咀嚼三十至五十次，甚至咀嚼八十至一百次，感受口中的感覺有什麼不同？
3. 咀嚼的時候，仔細品嚐食物的味道，看看初時咀嚼跟中段、後段，食物的味道有何不同？
4. 一直咀嚼到每一口食物，變得粉碎、甚至液體成漿狀，才逐漸吞嚥下去胃中。
5. 吞嚥下去的時候，慢慢感受食物被送進去咽喉食道的感覺。

一口究竟要咀嚼多少次？這當然沒有硬性規定，我們鼓勵每一口咀嚼三十至五十次，這不是規則，而是一種提醒。咀嚼多少次，要看吃的是什麼？食物比較硬，例如糙米飯就需要多咀嚼；柔潤的食物例如吃豆花幾乎不用咀嚼，可以直接喝下。但是如果缺少咀嚼，直接吞下去，口中唾液產生和混合不足，也會影響消化。

這也是為什麼直接吃水果，會比喝果汁更好，雖然喝果汁感覺好像很爽快，可是這樣喝下去，沒有經過咀嚼就會消化不好。因此，**就算是喝果汁、喝湯，也應該要習慣慢慢在口中咀嚼**。這除了是為了消化的好處外，也是讓食物在口中逗留更長時間，更清楚食物的味道，內心得到更多滿足，如果直接將果汁吞下去，那就是狼吞虎嚥，浪費了食物的滋味，暴殄天物。這就好像品酒、品茶一樣，每次小小品嚐一口，反覆在口中攪拌，給心充分的體驗。

再者，人的飽足感，一般會有所延遲，吃飽了的感覺，一般會滯後十分鐘左右才感覺得到，如果我們吃太快，腸胃還沒來得及感覺到飽足，就會繼續吃，過飽了也不知道。因此仔細咀嚼、慢慢吃，容易感覺到飽足感，預防飲食過量和肥胖。

仔細咀嚼的時候，對食物味道要求也會提升，自然不會什麼食物都想這樣仔細品嚐了！例如垃圾食品、過於濃味的食物、煎炸油膩的東西、大部分的肉類等，仔細咀嚼到最後，口感都會十分奇怪，甚至令人噁心想吐！因此實行細嚼，也是體驗意食中直覺飲食的上佳方法，幫助我們正確選擇食物。

7. 按腹

按摩腹部，是最直接幫助消化的方法。腹部之中有多個重要內臟器官，有胃腸、肝脾腎臟等，透過直接給予適度按摩，可以促進氣血流暢。在吃飯之前，透過按摩腹部，有助腸胃甦醒，啟動消化功能。

按摩腹部，特別如果碰到痛點，可以嘗試繼續忍痛按摩，輕輕按揉，有時候能夠鬆開鬱結，可是如果按摩部位發現持續疼痛，按之難耐，或許代表身體內有病情，應當求醫診斷。

練習18：按摩腹部

1. 按腹前雙手先互相搓揉，讓手掌溫熱起來。如果手腳冰冷，宜先活動一下身體，先讓氣血流通。
2. 雙手掌交叉放在腹部前面，以一手掌疊在另一手的手背。嚴格而言，男女有別，男生左手握住右手，女生則右手握住左手。
3. 圍繞肚臍打圈按摩，可先逆時針畫九圈（即是從左方腹部上來），再順時針畫九圈（即從右方腹部上來）。或者隨心而做，甚至可打圈一百次，看自己舒服感覺即可。

4. 最後將雙手放在肚臍上，專注呼吸，放鬆全身，感受腹部的感覺，等待身體感覺流暢，就可以放開手完成。

按摩腹部的方法，有許多不同方式，不拘一格。除了以上方式外，亦可針對特別痛點，刻意局部打圈按揉。

亦有視乎大便情況，一般認為如果**大便不暢、便祕，宜順時針打圈按摩**，亦即順著大腸的方向按摩，相反如果**容易腹瀉，則可逆時針按摩**。如果正在腹痛腹瀉時候，宜刻意搓揉雙手手心，讓手心發熱，然後按摩在肚臍上，搓揉肚臍，能有舒緩作用。

8. 觀賞

在吃飯之前，用眼睛觀賞食物，是第一道「消化」的過程！消化並非只是腸胃的功能，例如口腔分泌唾液是消化的過程，想想看，當看到一些美味的食物，就會有生出口水的感覺？事實上，眼睛看到食物，頭腦知道這是什麼食物了，口中和腸胃，就會開始產生相對應的消化液。因此吃飯之前，先好好觀察食物，有助更好消化。

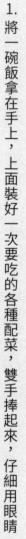

練習19：觀賞食物

1. 將一碗飯拿在手上，上面裝好一次要吃的各種配菜，雙手捧起來，仔細用眼睛觀察。
2. 看看有多少種食物？有多少種不同顏色？這時候用正念飲食的態度，看看內心對某些食物有沒有批判？
3. 將碗靠近一點，用鼻子去聞一下食物的香氣，看看心中有什麼感受？勾起什麼回憶？
4. 然後用直覺飲食的方法，感受自己最喜歡哪種食材？等一下開始進食，最想從哪部分開始？

觀賞過程除了用眼睛看之外，也可以用鼻子聞，甚至可以用皮膚觸摸！怎麼觸摸？當然就是用手指了！世界上有不少地區，還是保留著用手直接吃飯的習慣，而不習慣用餐具。不少動物吃東西，例如猩猩猴子，也是用手去抓取吧，這不是文明不文明的問題，而是動物的本能，就好像人吃水果，大都可以直接拿著吃。

用手觸摸食物，有不少好處！這首先是一個消化過程，手指觸摸到食物，身體會產生對應的消化液，促進口水分泌。不然你也可以試試看，拿著自己很喜歡的水果在手上，先不吃忍耐等候一下，專注摸著水果，看看口中的唾液會否增加？當然了，你一想起自己喜歡的食物，就算沒有拿著，或許已經在流口水了！

用手觸摸食物，正是覺知飲食的重要部分，有時候用眼睛去看食物，跟用手觸摸的感覺可以很不一樣；正如有一些食物看上去很漂亮，吃下去味道卻不好一樣，用手觸摸之後，有時就不想吃了。

用手觸摸還可以避免一些具體問題，例如食物太燙、太冰冷，當手指都接受不了，嘴唇腸胃怎會接受得了？先用手觸摸食物，是守護腸胃的第一道防線。例如現代人患有鼻咽癌、消化道腫瘤的機會較高，其中一個常見原因，與習慣飲食過於熱燙的食物有關。

9. 飢餓

「飢餓」好像是一種不適感，怎麼會是一種技巧？當然飢餓可以是不舒服的感覺，可是「不飢不食」也是健康的飲食法則，飢餓才吃東西對消化更好。

肚子餓的時候吃東西，才是最美味的！如果你剛吃飽飯，給你再好吃的也吃不下了。如果吃飯的時候肚子還不餓，或許代表腸胃比較弱不想吃，或者代表身體還足夠不需要再吃，尤其是生病時沒胃口，那就不應該硬要吃下去，多吃無益。

練習20：感受飢餓

吃飯前，先將食物放在面前，先觀賞食物；或者在平日生活之中，等待飢餓感出現的時候，拿著一個喜愛的水果，做以下練習。

1. 觀賞過程中，將注意力放在腹部胃脘之中，感覺一下，有沒有飢餓的感覺？
2. 如果有飢餓的感覺，不妨先不吃繼續觀賞，再等候一下，看看飢餓感覺是否持續？
3. 開始進食之後，一邊飲食，一邊保持覺知，看看吃到什麼時候，才不覺得飢餓？

現在很多人在正餐的時候，都沒有飢餓感覺，只是定時吃飯，久而久之就會覺得吃飯只是一種任務，而不是真的身體需要了。

另一方面，很多時候我們有飢餓感想吃東西，這飢餓感卻不一定是真的身體需要！這在辟穀食氣大師魏鼎老師的《原來，我還可以這樣活》一書之中，有專門章節介紹了進食的緣由，為了身體需要只是飲食其中一個原因，人進食很多時還是因為習慣、癮症、信念、擔心、無聊、交際、貧窮、強制、獎勵等原因而進食。例如習慣一天三餐，就不管自己是否真的需要，或者為了跟朋友聚會、慶祝活動等而吃飯。很多時我們想吃東西，也只是因為內心不滿，因此希望透過吃東西來滿足自己。

我也曾經刻意體驗過少吃，按照日本醫師南雲吉則著作《一日一餐的健康奇蹟》一書中提倡的方法，一天吃一餐，維持了半年時間，期間體重減輕，從肥胖的身軀變成年輕的體格，身體比過去精神有氣力！很多人問：「為什麼可以一天吃一餐？難道你不餓嗎？」其中有一個重要的心法，聽起來很變態的，叫作「享受飢餓感」！因為飢餓有很多好處，可以加快身體療癒，也可以啟動長壽基因，飲食七分飽，正是長壽百歲的重要法則。於我而言，我明白到飢餓有很多好處，我不去抵抗飢餓感，不會想「要趕快消滅它！」而且在飢餓的過程感受自己，為什麼想吃東西？後來我發覺很多時候是因為勞累，工作忙碌希望休息一下，就會嘴饞找東西吃，其實真正需要的，是休息，讓自己輕鬆下來，飢餓感就自然消失了，不一定要吃東西。

什麼叫作「七分飽」呢？實際上七分飽即是「不飽」！吃飯過程還未飽就要停下來了，肚子還有一些空間。這個七分飽究竟是多少，很需要有意食的察覺力，美食當前，人總是想多吃一點，透過意食的方法，感受自己內心，究竟這種想吃的慾望，是來自什麼原因？是真的身體需要？還是因為勞累？有情緒？習慣？……感受真正內心的需要，不再用食物去填補心靈空虛，這樣才是治本之道。

10. 祝福

對食物祝福、祈禱，是各種宗教、文化的傳統，這也包含著崇敬天地，對食物得來不易的感恩之情。祝福並非是宗教的專利，我們見到所愛的親友，例如摯友要到遠方生活，我們都會衷心祝福他，這一份心，別人都是能夠感受得到的。

對親友送上祝福容易理解，可是為什麼要給食物祝福？我自己過去也覺得這樣好像傻傻的。有一本暢銷書叫《生命的答案，水知道》，這本書的作者日本科學家江本勝，做了大量水記憶的實驗，發現水結晶會結成雪花的樣子，而且每一個結晶的樣子都不一樣。因此他做了大量不同實驗，發現不同地方的水，水質好的結晶會漂亮，水質不好的結晶就不好看。其後，他還做了許多有趣的實驗，如果我們跟水「說話」，如果用不好的語言、罵人的話，水的結晶就變得不好看；說好的話如愛、感謝，結晶就變得十分好看！書中還記載了一個實驗，對著一些本身不潔淨的水做祝福祈禱，之後水結晶就變得十分美麗！

這個經典的實驗，告訴我們給水做祝福，它是會感應得到的！由於各種食物、生物，甚至人體之中，大部分也是由水組成的，因此對著食物祝福，食物的能量就會改變。食物最終會進入人體，所以祝福食物，實際上也是在祝福自己！何樂而不為？

練習21：祝福食物

在吃飯之前，先拿著食物觀賞，在觀賞期間對食物祝福。

1. 用雙手捧起飯碗，懷著恭敬的心欣賞食物，心存感恩的心，欣賞食物的美麗，讓這種感動充滿全身。
2. 心中默念：「謝謝你，我愛你」，感謝食物來到面前，即將要進入我的身體，與我融合為一，滋養我的身心。
3. 可以將手掌心，放在食物的上面（不用觸碰食物），想像手心發出光線，傳送能量給食物。
4. 一邊進食時，懷著感恩的心，感受每一口食物的味道，用心進食、享受食物就是最好的祝福。

11. 溝通

與食物溝通，是一個很有趣的過程。過去我也不太相信，覺得食物是死物，為什麼可以跟它溝通？

首先，很多食物都不是死物，比如一個水果、一顆菜，在新鮮採摘的時候，是有生命的，如果食物煮熟了，當然生命力就降低了，可是還不是等於完全死亡，如果完全死亡，它就已經腐爛了。這裡生命的定義不同，動物如果被殺了，生命就結束了，可是一顆植物怎樣才算生命結束？除非植物的細胞都停止了，才算是死亡。

萬物之間也有互相聯繫，植物之間也可以互相溝通，只是溝通方式不一定是用人類的語言，也可以用各種方式，例如電波、振頻、化學物質等去溝通。從傳統文化的角度看，所有的溝通都是透過「氣」，所有生命也要氣，氣也可稱為能量，傳統文化認為「萬物一體」，所有事物之間也可以互相交流。

我有不少朋友，能與各種生命溝通，例如與動物貓狗牛馬，或者跟植物如樹木、花草聊天。也有人在意食過程，跟食物溝通，能夠從食物之中，聽到聲音、看到畫面，例如看到該食物原來的種植環境，以及廚師煮食時候的心情等等。剛開始時我總覺得不可思議，後來明白了道理，就覺得他們或許只是比較敏銳而已。

或許上述的溝通方式，好像跟我們距離較遠，是一些能人異士才做的，其實不然。我想再簡單一點解釋：跟食物溝通，實際上是為了跟自己溝通。

跟食物溝通的方法，其實就是安靜下來感受自己的心，看看食物有什麼信息想告訴我。這種溝通的理念，不單是對食物，對各種東西都可以這樣做。例如你可以試試，安靜下來拿著一顆石頭，閉上眼睛，想像自己跳進去石頭之中，感受石頭跟自己說什麼？有些人會什麼感覺都沒有，腦海漆黑一片；也有一些人看到不少畫面，甚至聽到石頭跟自己說話！

為什麼會這樣？坦白說，石頭真的不會跟自己說話啦！跟自己說話的，是自己內心的投射。就是好像做夢一樣，內心的思想念頭，在這個時候跑出來而已。因此，很多人跟食物溝通，所聽到看到的信息，其實並非是從外而來，而是從自己內心而來。

雖然這並非真的是食物告訴你什麼，可是也是透過食物這橋樑，幫助我們認識自己內心！這是意食的重要過程，透過意食認識自己，知道自己想什麼。透過與食物溝通，可以幫助我們與自己的心溝通，這也是一種「以假修真」，跟食物溝通是假的，跟自己的心溝通才是真的。

練習22：食物溝通

1. 手上拿著食物，安靜下來，看著食物，記住食物的形象，然後閉上眼睛。
2. 然後用心問面前的食物：「你有什麼要跟我說嗎？」接著安靜下來，耐心等候。
3. 放鬆觀察自己，腦海中有沒有什麼畫面？聽到什麼聲音？或者身體有什麼感覺？每一個信息，都是食物跟我們溝通的信息。

4. 如果收到一些信息，可以跟身邊的朋友分享，又或者記錄下來，看看自己經常練習的變化，可以更加認識自己的心。

就算沒有收到什麼信息，也不要緊，那或者是食物沒什麼話要說而已，又或者是內心比較平靜，較少念頭生起。記得保持正念飲食的心，不要批判自己沒收到。

曾經有朋友在意食活動之後分享，與食物溝通的時候，看到那食物在農田之中的風光，陽光明媚，感覺溫暖有能量；也有朋友分享，能夠吃出廚師在煮食的時候，很用心準備，懷著感恩謙卑的心。聽到這些分享，起初覺得不可思議，我自己從來沒有這樣的感覺！當然我也不能肯定，是否他們真的有特異功能、特別敏銳？但就算不是真的看到，也是他們內心的一種真實感受，或許他們有這樣的記憶或者想法，這樣也是一個很好的認識自己過程，了解自己的喜好需要。

12. 音樂

在意食過程，透過音樂的幫助，很多時候可以加快放鬆，從而更加專注在內在。聆聽悠揚輕快的音樂，可以幫助頭腦放鬆，也可以讓頭腦專注在聆聽上，內心就會減少雜念。

練習23：音樂靜心

在進行意食的整個過程，可以播放音樂，讓自己放鬆。

1. 在飲食的過程之中，可以隨著音樂的旋律節奏，讓自己的心也跟隨著，輕輕地動起來。就好像是高級餐廳進餐一樣，有著背景旋律，讓你的心舒暢。
2. 一邊聆聽音樂，如果內心走神了，想起了其他事情，不要緊，提醒自己回來繼續專注聆聽音樂就是了。
3. 一邊聆聽音樂，也記得一邊要專注在飲食的體驗中，意食的兩條法則是「食不言，心不語」，內心保持專注在食物的味覺之中。

使用音樂幫助靜心，有一些需要注意的地方。首先音樂適宜是純音樂，不宜有歌詞內容；就算是該歌曲本身是有歌手主唱，而現在只是播放該歌曲的純音樂，這也不太適合；最好選擇多首不同純音樂，不要重複一首歌播放不斷播放。

人的頭腦是很聰明的，如果有歌詞，我們就會習慣跟著唱，那就是在動念頭了。

什麼時候需要用音樂幫助意食？如果吃飯的環境，是比較繁雜有噪音的，這時候播放音樂，或者帶起耳機，透過音樂的聲音掩蓋環境的噪音，是不錯的方法，別讓自己因為噪音而心煩。

可是如果環境本身比較寧靜，就不一定要音樂了。如果在自然環境之中，聽著自然的旋律：風聲、鳥聲蟬聲、海浪聲、草動聲，這些是更好的「音樂」，容易讓內心平靜下來。

因為播放音樂本身，目的也是一種「掩蓋」的方法，是用一層聲音壓著內心的聲音，有時也會有反效果。例如反覆播放一首歌之後，當音樂停下來了，我們還會不自覺地亨著這首歌；甚至很多時去逛大商場，商場內播放著一首音樂，我們也會被「洗腦了」，離開了也不自覺地亨著。這也代表著，音樂雖然可以幫你轉移視線，但很多時也真的被轉移了思想也不自覺。這也是前面提到過「以指指月，見指忘月」的問題，有時候我們太重視聆聽音樂，反而被音樂的聲音帶走了，忘記了本來是要讓自己安靜專注在意食上。

13. 無聲

在意食的時候要保持安靜，口不作聲，本身已經是比較寧靜了，可是吃飯時還會發出聲音，例如擺放碗盤的聲音，碗筷碰撞的聲音，座椅移動的聲音，口中咀嚼食物的聲音，呼吸清嗓子的聲音……這些細微的聲音，雖然也不算很吵耳，可是在意食要保持專注時，很容易被微小的聲音干擾，因此盡量做到不發出聲響，是保持意食的基本禮儀。

這也是傳統家庭的教育美德，從小父母也會教導我們，咀嚼的時候要慢慢來，不要發出喳喳聲，筷子湯勺碰到碗邊的時候要輕力，這些也是飲食餐桌的基本禮儀。

練習24：無聲進食

1. 吃飯的時候，捧著碗盤放在桌上的時候，要輕力慢慢放下。
2. 拿起碗筷吃飯，每一次筷子或者茶匙觸碰碗邊時，或者餐具放回桌上時，也要輕力觸碰。
3. 在咀嚼的時候，要慢慢咬合，不要像叩齒一般用力叩擊有聲音，尤其是喝湯吃湯麵的時候，留意減少吸啜聲音。
4. 在吃飯過程中，如果要移動椅子桌子，或者要離開座位，動作輕柔緩慢。

當然以上的練習方法，也並非完全「無聲」，一般環境就算怎樣寧靜也總有一些聲音，如果聲音要達到零分貝，需要進入特製的消音室才可以做到。這目的不是絕對無聲，而是一種對於專注的態度，透過減少聲音，可以知道內心有保持覺察。

提倡無聲，並非表示發出聲音就不對。例如吸啜湯麵有聲音就沒禮貌？這不是對錯問題，例如日本文化認為吃湯麵吸啜麵條時有聲音，是代表好吃的意思。飲食過程發出聲音，本身沒有對錯，這只是意食的其中一種技巧，也並非每一次進行意食，都必須要完全無聲，才可以達到意食的效果。

這個減少聲音的訓練，同時可以幫助我們，更容易看到自己的批判心。意食的重點是專注在自己的內在，可是當環境寧靜的時候，周圍發出的細微聲音，就更容易敏銳察覺，這時候或許更容易分心，總是想看是誰在發出聲響？就好比一家餐廳裡有人跌破了玻璃杯，自然會吸引很多人看過去。其實看過去也不是問題，這只是一種察覺，究竟在這時候，我們對對方有沒有批判？心中想著：「哎呀，你這麼不小心打破杯子了啊！」或者也會想誰在發出聲音干擾我專注？為什麼你這麼不安靜？……這些都是我們的批判心。

如果真的進入意食的二、三階段境界，就算環境有聲音，如何適度的關注外界而不執著它、不要放大它，很快回到自己內在，專注回來，這是意食中要學習的事情。這就好像走獨木橋的平衡練習一樣，如何維持自己在中性，不偏不倚。

要專注，並非要消滅這個世界，才能夠讓自己安靜！這個世界不會突然沒有所有外在東西！內心跟外在是一體的。學習跟聲音共存，就算安靜與嘈吵，也可以進行意食，是練習意食的最終境界。

14. 閉眼

意食的過程一般先要觀賞食物，可是如果要專注體驗食物的味覺，往往會閉上眼睛，用心品嚐。

這就好像品嚐紅酒、品茶、品香等，很多時也是閉上眼睛，細心享受這味道香氣。

練習25：閉眼進食

1. 拿著食物在手上，首先觀賞食物，每一次將食物放進口中時，閉上眼睛，感受食物的味覺。
2. 再次將同樣食物放進口中，但這次則張開眼睛，感覺食物的味覺有沒有不同？
3. 還可以嘗試，整頓飯之中，也像盲人一樣，從一開始到終結，也不打開眼睛（甚至戴眼罩蒙起眼睛），看看這樣吃飯的感覺如何？

常言道：盲眼的人心不盲、心更清。當一個人不用眼睛去看東西，內心往往會更專注，在飲食過程中，心就會變得更細膩，更能分辨食物的味覺感受。

人生也就像這樣，俗話說：「關了一扇門，就會打開一扇窗」，我們的感官也是一樣，關閉了一種感官，另一種感官就會增強。其實更應該說，每一種感官也可以提升，只要我們內心專注，心在、覺即在。

15. 獨食

獨食是指一個人吃飯，而不是群食。很多人說人類是群居生物，可是就算是靈長類動物進食，也經常是獨自進行的，較少有人類文化一般，要一家人圍在一張桌子，等候一起吃飯。

獨食有許多好處，飲食時間可以靈活安排，不用互相等候、浪費時間；不用圍在一起吃飯，不說話自然減少飛沫傳播疾病，也可以減少餐具一起使用互相傳染。一個人吃飯，不需要交流，那就很容易進行意食不說話了。

雖然獨食是指一個人吃飯，但也可以是「同台吃飯，各自修行」，獨食是指心態，而不是指行為。比如我們舉辦的意食活動，就是幾十人一起吃飯，可是大家都不作聲，專注在自己面前的食物。

練習26：獨食體驗

1. 一個人去一家人多的餐廳吃飯，雖然旁邊有其他客人一起坐，可否仍將注意力，放在自己內在，而不管身邊的其他人怎麼樣？
2. 或者在一次朋友聚餐之中，提議大家一起做意食的體驗十分鐘。在開始吃飯的前十分鐘，大家也要禁語不作聲，專注吃面前的食物。尤其在熟悉的朋友身邊或對著座的時候，看看自己是否還能專注？
3. 也可以配合現代經常提倡的遊戲，朋友聚餐時，大家都把自己手機拿出來，疊在一起，誰的手機先動起來，或者誰先拿起手機來用，那就輸了。配合意食的元素，誰最開始打破禁語，忍不住說話或發出聲音，那就輸了。

有些人吃飯，總是喜歡一家人一起吃，覺得一個人吃飯很悶，但也有一些地方的文化，是不習慣一起吃飯的。我去峇里島旅行，問當地人的生活飲食習慣，他們原來習慣早上煮好整個家族所需要的一整天的食物，當想吃的時候，就各自去拿食物來吃，沒有全家一起吃飯的習慣。

這個習慣，當時對我來說十分驚訝，吃飯是不用等候家人一起吃的，這也讓我想到自己的批判心，原來我對於飲食有一套既有的概念框架，覺得這樣是應該的、那樣不應該的。

意食並非一定要獨食，可是透過獨食的體驗，可以讓我們看到自己平日看不到的批判心。例如傳統飲食文化，總是會等人齊才開始吃，或者要「趁熱吃」，或者等主人家開動才吃，要說什麼話、乾杯之後才吃……等等，如此種種也是一些期望，可是如果達不到期望的時候就容易出現失望、爭吵，這也是批判心的呈現。

16. 慢食

慢食運動 Slow Food 是世界的飲食新潮流，一些國家開始提倡慢食，正是用來抗衡現在的「速食」文化。現代社會節奏太快，到餐廳點菜，才下單幾分鐘，總是希望食物立刻上來。實際上，正常用心煮一頓飯，一般也要半小時到一小時吧！速食的文化，食物需要用加工製成品，因此就不夠新鮮，品質下降。

慢食是一種生活態度，其內涵除了包括了前述的「細嚼」之外，更重要是將整個製作食物、進食的時間拉長，自然會講求食物優質。平常吃一頓飯，半小時應該是比較充裕了，而如果是慢食的時候，更可以將吃飯過程變成一至二小時，甚至像吃法國大餐那樣，一頓飯吃三到四小時！

進行慢食的時候，因為每一道菜都會仔細品嚐，如果食物味道不夠優質，自然不會願意慢慢品嚐了！反觀現代的飲食方式有什麼問題？我們為什麼現在吃飯都喜歡快餐、快速吃完？就是因為城市中的食物質素下降，菜沒有菜味、豆沒有豆味，食物經過農藥催大、基因改造等方式種植，導致食物營養和味道下降。人們不喜歡吃這些食物，於是就囫圇吞棗，吃飽就算數。這樣導致內心不滿足，因此又吃更多東西填補空虛，導致了惡性循環。

練習27：慢食技巧

1. 除了細嚼之外，有一種可以讓你吃得更慢的方法，我將之稱為叫作「吃動分離」，意思就是吃飯咀嚼的時候，手不要做動作。
2. 吃飯的時候，先將要吃的食物，都放在自己的碗盤上。每一次將一口食物放進去口中，閉上嘴巴慢慢咀嚼，將食物完全吞下之後，才動餐具再去拿別的食物。
3. 在餐桌上拿其他食物的時候，或者在自己碗盤上拿食物時，口中不要同時在咀嚼。
4. 咀嚼的時候同時盡力做無聲進食的練習，也要保持意食的態度，保持專注。

慢食的態度，是將餐桌禮儀提升到更重要的位置。例如華人在料理上齊之後，往往會跟客人說：「請慢用」，可知慢慢享用食物，是一種對於食物尊重的基本態度禮儀。吃西餐也是如此，比如吃西餐要吃麵包，比較高級有禮的吃法，是將麵包撕開一小塊，逐一放進去口中，閉著嘴巴來咀嚼，而不是直接張開嘴巴咬麵包。想想看，如果要這樣逐一撕開麵包來吃，肯定比直接用口咬，多出不少時間吧！這也是慢食怎樣可以消磨時間的原因。

但是，就算是每一口食物都如此細嚼，一頓飯也難以超過一個多小時，為什麼法國人吃一頓飯可以用上三到四小時？如果嘗試過法國大餐的朋友應該有體驗，他們會有很多道菜式，每一道菜式上菜之間，會有一些空檔時間，這些空檔時間對肚子餓的人來說，或許十分難耐，心中覺得「廚師上菜為什麼這麼慢？」可是這對法國人來說，正是很好享受生活的好機會！

這正好跟獨食理念相反，慢食的生活態度，講求的是生活交流，主張多點跟家人好友一起享受美好時光。當然你或許會覺得，大家都在聊天，這樣就不是意食了吧？可是仔細想想看，如果你是慢慢吃一兩個小時，你也總不會大部分時間都在高談闊論，忙著發言吧！總有停頓下來的時間，這樣吃東西的過程，可能比平時吃飯有更多安靜的時間。慢食的態度包含了意食的理念，**將飲食變成生活的重要部分**，好好享受飲食的每一個片刻。

慢食究竟要多慢？這當然要看自己有多少時間了！其實也不是要追求超級慢就最好，如果過程很享受，當然長時間可以很快樂，可是如果跟不喜歡的人在一起，或者真有焦急事情還未完成，慢食也會是一種煎熬。

意食的態度，更重視的是內心的狀態，如果內心平靜專注，即使只是十分鐘進食，可能感覺像過了半小時一般。這就好像是棒球運動員在擊球，球高速的飛過來，只要他能專注的看，還是能看清楚球在哪裡。快慢是相對的，只要內心夠平靜，那樣環境的動與靜，或者時間的長與短，也不一定影響自己的心。選擇適合自己的時間節奏，每天可以透過飲食回到自己的心，這才是更重要的。

17. 細味

仔細品嚐食物的味道，這是整個意食過程所重視的，這首先需要保持仔細咀嚼，慢慢吞嚥。

仔細觀察舌頭的味覺，也算是一種「內觀」方法，向內觀察自己的感受，包括舌頭的感覺，以及心的感受。每當食物在口中咀嚼的時候，食物在口中翻來覆去，可以感受食物在口腔裡面不同部位的感覺，也可以感覺食物在舌頭的不同部位，其味覺會否有所不同？

練習28：舌頭味覺測試

這是類似中學生物課的基本實驗練習，觀看舌頭不同部位的味覺能力。

1. 兩個人一組練習，其中一人負責體驗，一人協助測試。找一個安靜的地方進行。
2. 首先準備五種不同味道的食物，包括：酸、苦、甜、辣、鹹，每一種食物研末成漿，或加水混合成汁液。
3. 協助者將每一種味道的食物，逐一點在體驗者舌頭上不同位置作測試，過程中體驗者不知道正在測試哪種味覺。分別將食物點在舌尖、舌中、舌邊兩側、舌根等四個部位，看看同一種食物，哪個部位的味覺比較強烈？感覺有何不同？
4. 進階練習，還可以將食物的味道，點在口腔裡面的其他部位，例如上顎，舌底，咽喉，手指頭等，看看能否感受到味道？

過去一般生理學的知識指出，舌頭不同部位，分別對應不同的味覺：舌尖感受甜味，舌根感受苦味，舌邊兩側感受酸味和鹹味，而舌頭中央則是無味區。可是也有新的研究認為，各部味蕾也可以感知道各種味道，只是某些部位對特定味覺較為敏感，因此也不宜先入為主地認為自己一定符合教科書「標準」，可以透過這個實驗，對自己的感官能力進行測試。

每一個人都擁有精密的味覺能力，每一個人也可以成為「美食家」！看電視上的旅遊節目，美食家經常到處去吃好東西，然後細膩形容口中的味道，比如：「一開始吃下去鬆脆鮮嫩，之後感覺到彈性有嚼勁，鹹中帶辣，吃完之後還齒頰留香，咽中回甘……」，總是有豐富的口感形容。其實只要我們仔細咀嚼，細心品嚐，每一個人都有能力，感受到食物之美。

18. 惜食

惜食是指珍惜食物，其延伸包含很多不同的生活態度與方式，也是現代社會十分重要的課題，由於全球食物分佈不平均，導致很多國家的人還在挨餓，珍惜食物尤為重要。惜食可以指不要浪費食材，例如吃自助餐，吃不完的就不要拿，或者食肆所產生的廚餘需要妥善處理，又或者菜市場賣不完的菜、超市快要過期的食物，可以經過一些途徑妥善處理。

以上惜食的概念，像是距離我們有點遠，好像都是政府、機構的責任，實際上惜食可以在每一頓飯之中進行。

練習29：惜食練習

1. 吃飯過程中保持專注，覺知自己能吃多少的份量，吃多少拿多少。如果一開始知道自己吃不完，就提出要減少分量如「少飯」。
2. 每一頓飯，吃到最後的時候，將碗盤之中的每一粒米飯、所有食物都吃完。
3. 如飯碗之中還有醬汁或者米飯黏在碗邊，可以放幾口清水，用筷子將碗內半點米粒也溶化洗掉，將所有水和食物喝掉。
4. 最後還可以用這幾口清水來漱口，清潔了的碗盤，也可以方便洗碗的時候減少用水，一舉兩得。

小時候長輩也會告訴我們，米飯粒粒皆辛苦，要吃完所有食物，碗中飯粒不吃乾淨，以後會娶到花臉老婆！雖然這種「恐嚇」的語言未必真實，可是這是對惜食很重要的提醒，老一輩的人大都曾經經歷過饑荒戰亂，對食物特別珍重。

惜食是一種修為，也是一種人生態度：不要浪費。最後用清水洗碗漱口，也可訓練自己不要有批判心，碗中各種味道混合在一起，依然要吞下去，其實到了腸胃之中，什麼味道都是一樣的了，為什麼口中不可以將各種味道混合？幫忙清潔飯碗，也提醒餐具的清潔我們也有責任，而不是只交給他人。飲食過程避免弄髒環境，也是減少浪費的美德。

真正的惜食，「惜」字是豎心旁，本義是「痛」的意思，是指心感受到痛苦，這也是慈悲心、同理心之意，能夠設身處地感受別人的痛苦和感受。這也是心的修煉，透過意食更加明白自己的心，也就能夠更敏銳身外的變化，於是又更願意改變自己，去幫助這個世界。

6. 10種意食心態

學習了十八種意食技巧之後，還要深入了解十種背後的心態。這些心態在上一章也有順帶提到，是從技巧的角度去認識心，而本章則是站在心的角度去看行爲。

技巧只是一種行為，如果沒有用心去做，那就只是虛有其表。就好像到一家餐廳吃飯，離開時店員跟你鞠躬並說「歡迎下次光臨」，同樣的行為，如果他是用心去說，跟只是習慣性地說，我們都是能感覺出來的。

意食所強調的是心，是修心，我們可以先透過行為的改變，逐漸讓心跟上，這是從「外而內」的過程；可是行為如果能夠持續下去，也是因為你是個「有心人」、願意去體驗意食的好處，才能夠自然做出來，這也就是從「內而外」的過程。真實的人生之中，這種「外內─內外」的關係，是不斷互動的，互為因果，不分先後，從哪個角度入手都可以。

在介紹意食的兩條法則時，已經提到意食的關鍵是要專注，亦即專心，這是十種心態之中的基礎。人的心有許多感受和覺察的能力，用不同的角度去觀察自己的心，也就是認識自己的過程。

西方有一句名言說：You are what you eat，這一方面可以理解為：「你吃什麼你就是什麼」，吃什麼食物會影響你成為怎樣的人，包括健康、情緒、性格等，這是基本的理解。可是，為什麼人會選擇吃某些食物、不吃某些食物？是「心」決定了自己的食物喜好選擇，從而創造了你成為怎樣的人，因此這句話可以理解為：**「你用怎樣的心去吃，你就成為怎樣的人」**，甚至更準確地說，You are what you think，你就是你的思想、你的心。

食物也是生活中各種「事物」的縮影，透過意食的過程明白自己的心，我們還可以延伸開來，用這種心去過每天生活，那樣人生就會更加喜悅自在。成為一個有心人，用心去飲食、用心做人做事，這就是學習十種心態的意義，如何將之應用在人生之中。

1. 感恩

懂得凡事感恩的人，是幸福的。常說身在福中不知福，生活之中處處也可以看到幸福，只是我們是否看得到而已。就好像常說的「半杯水」道理：面前有半杯水，悲觀的人會覺得：「哎呀，只剩下半杯水而已！」樂觀的人則說：「很棒，我還擁有半杯水！」同一件事情，正面與負面是自己的選擇。

許多身體有殘障的人士，他們也能夠積極樂觀地生活，看到自己所擁有的能力加以發揮；每當我們生病的時候，例如咳嗽氣喘時，我們就明白平常呼吸暢順的美好，又或者扭傷腳的時候，才明白到身體是那麼精密的設計，能夠正常走路是多麼厲害的能力。懂得感恩一切，發現事物的美好，可以活得更喜悅。

每當食物來到面前，就是一次機會喚起感恩的心。飲水思源，從農田到餐桌，食物是得來不易的，整個種植食物的過程，從農夫翻土、播種、插秧、除草、防蟲、施肥、收割、曬穀、倉存，以及後來運輸到包裝售賣，長途跋涉，到上架售賣，最後來到你的家中，需要經過許多人的辛勞。事情都是這樣，如果能對食物來源進行深觀、遠觀，看到事物的背後，自然可以看出事物之美。

有時候我們會想，我是付錢買食物的，這些人工作也是有錢拿的，為什麼要感恩他們？其實這就好像找醫生看病，即使付了錢，可是醫生可以用不同的心態給你看病：可以用心仔細的看，也可以隨便看過打發你走。如果希望醫生更用心的看病，那就要表達你的誠意了！同樣道理，如果我們希望來到面前的食物，是用心製作的，首先保持感恩的心，最後的收穫也會反饋給自己。這就是「種瓜得瓜，種豆得豆」的道理，懷著感恩的心，就容易得到了美好的事物，反之亦然。

練習30：食物來源冥想

在吃飯之前，安坐下來，閉上眼睛，專注呼吸一會，就可以開始冥想。

1. 想像眼前有一片藍色的天空，遠處有一望無際的大海，看著這片天海，感受自己心胸廣闊，忘卻煩惱，身體逐漸放鬆。想像期間保持呼吸。
2. 鏡頭一轉，往旁邊看，看到一片綠色的田野，是一片綠油油的稻田，太陽光從上方照耀，風吹搖動著，稻米茁壯成長。
3. 然後看著稻田成熟了，變成一片禾穗之海，金光閃閃的田野。等一會所吃的米飯蔬菜，就是從田野上而來。
4. 看著這片田園風光，心中生起感恩之心，感謝天地，感謝雨水，感謝農夫，感謝昆蟲，感謝食物。
5. 最後將注意力回到呼吸上，慢慢張開眼睛，回到現場。

前述這一個冥想練習，除了可以讓我們快速從煩惱中抽離之外，也可以幫助放鬆，更重要的是，讓我們憶起食物的來源，是從自然而來、是從農夫辛勞耕種而來，培養感恩的心，心存感恩，知足常樂。練習食物來源冥想，就是一種飯前感恩，就像許多宗教和文化，在吃飯前會謝飯祈禱一樣，是對食物的尊重。

如果覺得上述感謝農夫耕種，好像距離自己比較遠，沒什麼感動，這主要是現代人活在都市之中，較少體驗得到食物的耕種過程。過去人們大都生活在農村自然環境，很容易明白耕作的艱辛，感恩之情自然生起。十分推薦每一個人嘗試農田耕種的體驗。

感謝替我們準備食物的人，廚師、家庭主婦，準備一頓飯菜，需要花費許多功夫，要提前規劃，安排菜單，選購食物；做廚師的，往往是將自己的人生，奉獻在廚房之中，這種默默耕耘的精神，實在值得敬佩。也要感謝幫忙傳遞碗筷的人，當我們接上一碗飯的時候，可以用自己的方式表示感謝，例如微笑、雙手合十或點頭，因為他所傳遞的不只是食物和餐具，更是傳遞著愛。

看著面前的食物，可以跟食物溝通，跟食物表示感謝，然後用心去感受，看看食物有沒有給你什麼回應？這都可以幫助我們看到自己的心。用餐過程懷著感恩的心去吃，這一定是最能夠滋養、對健康最有益處。常說生氣的時候不要吃飯，吃下去的食物會變成毒素，實際上是由於有情緒的時候，身體氣血流通就受到障礙，繼而影響消化能力，消化不良則食物腐爛產生毒素；相反的，中醫上說「喜則氣緩」，懷著喜悅的心去進食，氣血是流暢的，自然能幫助腸胃消化吸收。

2. 欣賞

感恩之中本身包含了欣賞，而欣賞的心更強調從觀察而來。懂得欣賞食物，甚至整個製作食物的過程，餐廳的環境，服務員的表現等，都可讓我們更加感恩。

練習31：欣賞食物

準備食物的時候，或者吃飯之前，將食物放在面前，用欣賞的心去觀賞。

1. 想像食物就好像自己的情人、愛人一般，用這種情愛的眼光去欣賞它。
2. 仔細觀察食物的特徵，像是用顯微鏡般的眼睛看進去，看看食物的形態細節，感受它的獨特。亦可以拿起食物，用手輕輕去觸摸，感覺其質感紋理。
3. 跟食物說讚美的話，可以說：「我好欣賞你！」「我好喜歡你！」嘗試用不同的形容詞去讚美它，像是戀人般互相稱讚。
4. 食物吃進去身體之後，想像食物跟自己融合了，我們自然得到了這些美好的特質，然後用以上讚美的話來稱讚自己。

每一種生命都是獨特的，奇妙的創造。有時候看著一株菜，會想著為什麼它會長成這種形態？這樣的顏色？是怎樣製造出來的？就算科技再怎麼進步，也還不能用合成的方法，直接製造出一個水果、一顆蔬菜，最多只能模仿出它的味道而已。每一種食物都是一件藝術品，值得我們用心欣賞。

每一次飲食的過程，如果我們都懂得欣賞食物，其實都是一次欣賞自己的過程。每一個人都是獨特的，值得被欣賞，只是我們是否懂得去發現。嘗試欣賞觀察，也是學習不批判的一種方式，大部分人總是習慣覺得自己不夠好，而不喜歡去看到自己好的地方，當我們嘗試用這個視覺去看待自己，自然會更喜歡這個世界。

3. 恭敬

恭敬通常是對於神明、對天地的禮敬態度，背後是懷著謙卑的心，感謝一切。這種恭敬未必需要因為宗教原因，例如古代十分重視崇敬天地，特別華夏民族是發源於農耕文明，耕種必須要「看天做人」，盼望風調雨順，因此特別有恭敬的心。

就像飯前祈禱、祝福，很多人也習以為常，當作一種儀式看待，這也是提醒我們有感恩的心，食物得來不易。恭敬的心並非只是飯前，而是整個飲食的過程，都可保持的態度，就好像對著名貴的食物，我們就會珍而重之地，慢慢享受每一口食物，這正是一種恭敬的態度。

練習32：感謝天地

1. 接過食物的時候，雙手捧著，用手心感受食物的溫度，用直覺飲食法去感覺食物是否適合自己。
2. 繼續雙手捧著食物，將食物拿到自己的胸前，稍微低頭，用恭敬的心跟食物說：「謝謝你！」
3. 這時候想像自己「頂天立地」，發出光柱，頭頂上連接天空宇宙，腳下連接大地，心存感恩，感謝天地給予我們食物。
4. 進食的時候，想像天地之愛的光芒融合，透過食物傳遞到我們心中。

感謝天地、感謝食物，無條件的供養我們。雖然食物可能是購買回來的，可是天地和食物並未有因此而賺錢！種植食物需要陽光、空氣、水分、泥土養分，這些都未必可以用錢買到的。

天地和食物，都是無私的愛的表現。天地不會因為你是好人壞人，不是因為你有沒有努力工作，才給你食物，就算你做錯事了，太陽依然可以照亮在你身上。食物也是一樣，有人說植物有無條件的大愛，就是因為它願意犧牲自己，給人們吃下去，不會批判你的好壞。每想到這裡，就感覺到天地之愛的偉大！為什麼意食要學習正念飲食、不批判？也就是學習讓自己的心，像天地一樣廣闊，包容一切。

4. 喜悅

中醫上認為，心藏喜，每個人的心中也藏著喜悅，只是我們是否允許這一種心，隨時可以散發出來？做到常常喜樂。

每次飲食的時候，從外面得到一些身外之物，讓自己人生增添了色彩，應該都是開心才對，可是許多人每天吃飯，都不會特別有什麼感覺，就覺得這只是吃飯而已，好像是例行公事，只是個填滿肚子的過程，甚至有人覺得吃飯是浪費時間，因此盡力壓縮吃飯的時間，趕快去工作生活。這樣做人，就錯過飲食的喜悅了。

懂得愛自己，才能夠從食物之中得到喜悅！俗話說：「有情飲水飽」，當我們遇到自己心愛的人，就算吃喝的東西清淡隨便，也會感覺到當中的喜悅。這就是說，喜悅的感覺根本不是從食物而來的，而是自己內心一直藏著喜悅，只要感覺得到這份喜悅，那就吃什麼都會快樂！

就好像二〇一七年全球十大快樂國家排行榜之中，前三名分別是：斐濟、哥倫比亞與菲律賓，其後則是墨西哥、越南、哈薩克、巴布亞紐幾內亞、印尼、印度、阿根廷與荷蘭，這些國家地區大部分都不是發達的地方，菲律賓不少民眾自認為貧窮，可是他們仍生活得快樂。調查中也顯示了，全球十大「不快樂」的國家地區之中，香港這麼發達的城市居然排在第七位！可見快樂與否，跟物質生活未必有關。

我在香港生活，經常看到貧富懸殊的社會境況，可是無論貧富也未必快樂。例如基層人士很多時候為了節儉，習慣到快餐店或超市買便當吃，由於這類食物品質不佳，往往感覺只是為了填飽肚子，如果仔細享受這些食物，會覺得自己在騙自己；就算是有錢人，香港有美食天堂之稱，他們吃盡了珍饈百味，可是挑選食物對他們來說也頗為痛苦，因為什麼好東西都吃過了，很難再吃到更好的東西，吃便宜的食物又覺得苦了自己。可見，飲食的快樂並不來自食物的品質高低。

怎樣可以讓自己時刻保持喜悅？這裡要學習小愛與大愛的分別。一般的愛屬於「有條件的愛」，也可稱為小愛（love），就是我們擁有愛和喜悅，是基於一些條件的，例如有喜歡的食物，可是這個喜歡的標準是怎麼定的？這是自己給自己的一個框框，這個標準定得愈高，自己的快樂就愈難得到，尤其是每天都吃同一些食物的時候，就會感到麻木，覺得這標準太低，需要吃其他新奇食物才能滿足自己。可是當喜歡上另一種食物，當吃多了之後又會吃膩，於是又再提高標準。用小愛的世界觀，追尋這個世界的喜悅是永無止境的，當你找到一個喜悅的原因，很快就變成另一個不喜悅的理由，如果連基本標準也達不到了，就更加掉下去谷底，痛苦因此而生。

我們都要學習大愛（Love，大寫L開頭），又稱為「無條件的愛」，無條件的愛，是指我們自己擁有愛，並不需要任何條件。就好像吃東西的時候，並非因為吃了什麼才開心，而是就算沒有吃什麼、吃的東西都不好吃、服務員的態度又不好，也會讓自己開心！那樣就是**將自己的喜悅，跟各種條件分開來**，讓心可以隨時喜悅。

這樣無條件的喜悅，有些人會覺得：這樣好笨啊！沒理由自己在笑，這不是很傻嗎？其實，這可真是大智若愚啊！有大智慧的人，就是會給自己隨心所欲，像孩子般沒什麼理由，都可以高興起來；在成人的世界，有了各種框架概念，覺得有條件才可以快樂，於是才造成更多不快樂。你說，誰才是真的愚蠢？

練習33：內在喜悅冥想

內在喜悅冥想Inner Joy Meditation有三個步驟：

1. 想像自己心中，有光向外散發出來，散發到全身。
2. 跟自己內心講一句話：「允許我的內在喜悅自如散發」。

3. 看到光，光代表著愛、喜悅、快樂，感受身體每一個部分也充滿著愛的感受。

這一個內在喜悅的練習，可以在任何時間練習，尤其是在飢餓感來到的時候，先不焦急立刻吃東西，放鬆幾分鐘做這個冥想，看看自己的飢餓感會否自然消失了？那就代表這個飢餓感並非真實的需要，當內心感到喜悅滿足之後，就不需要依賴食物填補自己了。

以上內在喜悅的練習，幫助我們學習將心中的喜悅，透過一種想像的方式，讓身體感受得到這喜悅。

中醫認為人體內的五臟，分別藏著五種情志，每一個人的心中也藏有喜悅，只是這份喜悅，有時候被我們的思想限制了，不能隨時散發出來，覺得要有特定條件才可以喜悅，導致心長期被捆綁著，無法隨時喜悅起來。只要打開這個心的枷鎖，習慣隨時可以讓心喜悅起來，而不需要任何條件，我們就容易喜悅自在，無論我們吃什麼，就算是白飯青菜，都可以感覺到快樂！

有些人以為，大愛是無條件的愛自己，那不是很自私嗎？這不就是「各家自掃門前雪，休管他人瓦上霜」嗎？我曾經聽過一個朋友分享，她移民到美國生活，剛好遇到寒流，漫天冰雪，封住了每個平房的路，她很努力的才清理好自己門前的路，如果每一個人也開通了自己門前的路，那就可以幫助汽車通行了，如果連自己門前的路也沒有弄好，而走去處理別人屋頂的冰雪，那當然是本末倒置啊！

其實，每一個人都要先好好愛自己，然後才有能力去愛別人。很多人以為無條件的愛，是無條件的愛別人，這就好比我自己有半杯水，我正在口渴，可是看到別人口渴的時候，都先把水讓給別人去喝，這樣看上去好像是無條件愛別人，可是這樣也是對自己有條件，覺得如果自己無法這樣去無私奉獻、犧牲自己，就好像沒有愛一樣，這種信念也是一種條件，無法讓自己不去幫人。如果真的是無條件的愛，我就會確保自己的杯子常滿了！先幫助自己，到處去找水源，讓自己的「福杯滿溢」，如果我的水太多了，杯子都要滿溢了，多了的水會怎樣辦？當然就是要好好去用了，拿去分給人也好，拿去灌溉也好，不要浪費嘛！如果我將水分給人，這行為好像是一種「幫助人」，實際上只是我有太多了，分給別人一些而已。

這就是聖人之所以能夠做到無條件的愛別人，都是因為他們先**無條件**的去愛自己，讓自己充滿愛，因此才有無窮的力量，去分享給身邊的人。

所以有一句名言：「懂得愛自己的人，才能懂得愛別人」，就是指**我們先懂得如何真正愛自己，才不會經常在別人身上去索求愛，這樣的關係才能夠長久。**學習大愛，真正的懂得愛己愛人，能夠無條件愛自己的人，才能夠無條件去愛別人。

5. 常樂

常言「知足常樂」，前面提到的感恩、欣賞、恭敬、喜悅，其實都是快樂，而這些快樂如果能夠做到「常常快樂」，時刻都保持在喜悅的心，那是一種習慣、一種修煉。只要我們願意喜悅，整天都可以得到，要保持著時刻喜悅，這需要經常提醒自己。

在飲食上的知足，每天的飲食就算是十分簡單，材料少、種類少、分量少、花樣少，一頓簡樸的餐膳，不一定精緻複雜，清淡簡單的食物，吃天然食物的味道，也會覺得十分好吃！

練習34：飲食常樂

在吃飯的時候，保持覺察自己的心，感受自己是否心生喜悅？

1. 如果感覺自己不是喜悅的心，那就在一邊飲食的過程，一邊欣賞食物，並且做練習33的（第一八二頁）內在喜悅冥想，看看可否讓自己開心起來？
2. 看看這種喜悅的感覺，能否在整頓飯之中保持喜悅？如果恍神了，想了別的事情，就提醒自己回神繼續保持喜悅；又或者中間生起了批判心，覺得食物不好吃，或者被環境干擾了，記得不要再批判自己了，回來自己的心，無條件的讓自己回到喜悅。

3. 吃完飯之後，放鬆下來，感受飽足的滿足感，感受食物滋養自己周身，讓這喜悅再一次充滿全身。

有人說：「幸福是一種習慣」，能夠做到隨時感受到喜悅的心，那就一定可以將這感覺，變成持久的感受，每天浸泡在幸福喜悅之中。凡是習慣都需要經過訓練，只要不斷重複做一件事情，持續兩至三週，就可以形成新的習慣。

以上內在喜悅的練習，不妨在每天早上醒來的時候，躺臥在床上練習幾分鐘，讓自己每天起來都保持著喜悅感。每天有空的時候，無論是走路、坐車、吃飯、洗澡，都可以保持這種冥想，而不一定是刻意安靜下來才做。甚至乎，在一整天任何時間，即便一邊工作，也帶著一份覺知，感覺自己心中散發光芒，自己就好像是一盞燈一樣，任何時候都在發光，那樣的生活一定是幸福的！

要做到真正的「知足」，這個「足夠」是怎樣去發現的？並不是每天做內在喜悅的冥想，人就會快樂了，人在社會生存，每天都要做事，總不可以活在空想之中。內在喜悅的練習只是幫助我們「**換頻**」，內心比較容易轉換頻率，讓心可以隨時拉升起來，而更重要的是不要讓自己經常掉下去。

真正的知足，是知道自己真正的需要。比如你是一個喜歡吃水果，可是你總是太忙連買水果都沒空，那你怎麼可以滿足到自己？無條件的愛自己，並非是指做自己不喜歡的事情，也要面帶笑容勉強自己，無條件的愛是要明白自己的真心，就像前面說直覺飲食一般，去選擇自己所愛的食物、事物，做真正的自己，那樣才可以獲得真正的而快樂！

為什麼我們會不知足？就是因為忽略了內心的真實感受，經常做一些自己不喜歡的事、吃不喜歡的食物，因此內心就欲求不足，心靈空虛，總想找更多的東西去填補自己，形成了惡性循環。這也是這個世界的一大問題，物質主義生活，不斷購買東西，追求更多、更快、更新的東西，背後正是代表心靈空虛，大部分人都不是在「做自己」。這也是意食的意義和價值，先從飲食過程之中認識自己的心，知道自己喜歡吃什麼，是邁向自在人生的重要一步。

6. 專心

專注的心，是意食的基本法則，專注在飲食過程，專注在味覺上。專心是人生的重要部分，一個人能否成功，能專心、專注是關鍵，無論是專心讀書學習，或者專注在工作上，不要三心兩意，這樣才可以獲得成果。

練習35：專注凝視

1. 吃飯的時候，準備一個大碗，將自己要吃的配菜都一次放上去，這一頓飯就只吃這一碗食物，不再添加，就好像吃一個便當一樣有固定的分量。據說這種方法，尤其適合在節慶飲宴的過程，預防自己吃過飽。

2. 在吃飯的過程之中，練習專注定睛看著飯盒，不可以看四周環境，透過訓練眼睛，不給自己的注意力離開食物以外的範圍。就算外面有其他聲音干擾，也不要偷看，就好像考試測驗那樣，不可以偷看別人。

3. 期間不可以長期閉上眼睛，閉上眼睛只是逃避了外在的畫面，這練習需要張開眼睛進行（當然可以眨眼），訓練眼睛的專注方向，不要隨便轉動。期間可能會不小心分神了，提醒自己回來繼續觀看就好，不用批評自己。

4. 進一步練習，在這個過程之中，同時將自己的注意力放在身體上某一點，去感受身體的變化。例如可以將部分注意力，放在咽喉，感覺吞嚥感覺；或者感受自己的心窩，感受心的感覺；也可放在胃脘部，感受食物進去的感覺；或者放在丹田部位，如練習13（第一三八頁）提到的小太陽呼吸法一樣，感覺下腹部的感覺。過程之中，同時要觀察手上拿著的食物，一邊感受身體內在的感受。

這種練習方法，有助提升專注力，更加集中看到自己頭腦的雜念，適宜進階提升意食訓練時嘗試。

專心飲食，一邊吃飯一邊不要做別的事情，一心一意的吃飯，這樣對健康才有益處。專注飲食的過程，還要看腦海之中的念頭如何，在前文提到的意食三個階段中，留意到頭腦念頭不同狀態，第一階段頭腦繁雜、第二階段念頭減少，到第三階段頭腦平靜，無論在哪一個階段過程，其實也是專注，並非是到了第三階段才算專注成功，實際上第一個階段已經是專注了。

人生在世，每天都有繁雜事情要處理，每當停下來的時候，頭腦的雜念就會再一次浮現，這就像是排毒的過程，比如吃了十分辛辣的食物進去，經過口咽的時候會覺得辛苦，但進入了身體之內就沒感覺，但要排出身體的時候，肛門口就會再一次感覺到這灼熱痛苦。頭腦的雜念剛生起的時候會感覺得到，可是久而久之就習慣了，到了一個人放鬆的時候，這些雜念會重新浮現出來。

我曾有一個特別的經歷，有一次我到澳洲伯斯旅行兩週，這是一個十分輕鬆的旅程，沒特別事情做，只是休息放鬆，可是在前一週，反而每天睡覺都不斷在做一些工作、考試的夢，夢見自己不斷趕著許多工作，或者明天要考試可是還未準備好。過往這些夢境，一般在緊張壓力大的日子才出現，可是這次卻是在這麼放鬆的環境之中出現。後來我請教了一位資深的催眠師朋友，她告訴我，夢境是心底潛意識的呈現，它在跟我對話，想告訴我心底的信息呢！顯然這就是想告訴我內心是有壓力的，到了放鬆才能夠呈現出來。她告訴我，不要抵抗自己的夢境，要好好跟內心溝通。當時我就頓然明白了，因為我當時每天醒來，都是疲乏不堪，還在批評自己，為什麼還睡不好？原來我還沒接納自己過去真的勞累了，需要好好休息。當下我就跟身心對話，告訴自己，原來我辛苦了，接納這些夢境而不再抗拒自己。之後有趣的事發生了，第二天我就不再做這樣的夢了。

在意食的過程也是一樣，如果在意食的第一階段，出現許多煩惱，這時候千萬不要批評自己，其實這只是一個釋放情緒思想的過程而已，讓它好好出來，自然會恢復平靜了。繼續保持專注，**看到了自己煩惱但不要批評自己**，這就是意食的重要訓練。

7. 隨心

隨心飲食，就是要做到不挑食，很多父母都會囑咐孩子，不可以「挑食」，要珍惜食物，全都要吃下去。

從另一個角度看，揀選正確的食物，對健康是十分重要的，人不應該將自己的腸胃變成垃圾桶，什麼東西都塞進去。老一輩提倡不挑食的原因，是他們經歷過艱苦的時代，食物得來不易，才會有這樣的想法，現代食物豐富的時候，反而挑選正確的食物，不會因此生病然後再吃藥治療，才是我們面對的功課。

這裡說的隨心不挑食，並非什麼都不去挑。有句話說：「如果無法改變環境，還可以改變心境」，如果人生能夠有選擇的機會，就應該努力作出改變，可是如果改變不了外在的事物，還可以調整自己的心去適應環境。不挑食，是指在無法挑選食物的前提下，那就好好去吃面前的食物，懷著感恩的心去吃。

就好像去外地旅遊的時候，食物跟平常生活不一樣，有些人不太習慣就容易「水土不服」，除了因為食物衛生問題外，當中也包含了一種心態，就是執著於習慣吃日常的食物，而不開放自己可以吃其他食物，總是覺得回去更好吃、家中煮的最好吃，那也是一種批判心，卻令自己經常處於「欠缺」的感受之中，不容易喜悅。

隨心就是單純的心去接納任何食物，對每一種食物也帶有同等的欣賞。就算這食物並非我自己直覺最喜歡的食物，這不代表這食物就是不好的，或許對其他人適合，只是未必最適合我而已。而就算這食物不適合我，偶爾吃一點，也不一定就會生病，身體有自我調節能力，就算吃了如零食、煎炸油膩等不健康的食物，不一定就會立刻生病。

我身邊有許多吃素的朋友，吃純素不吃肉蛋奶，平常生活飲食都十分注意健康，每當參加飲宴或者到一般餐廳吃飯，就未必能否滿足飲食的要求了，可是他們都十分隨心，在一般素食的基礎上就不挑食，簡單的素菜就吃得快樂，也不會因此而生氣厭惡，就算做不到平常的標準，那也無所謂吧！遇到這樣的人，就算他跟我們很不一樣，也不會覺得難相處。

意食所提倡的，並非是必須要吃什麼食物，而是一種飲食的態度、生活的態度。隨心去吃，學懂不計較、不分別、不批判、不論斷，如果我們帶著許多標準去吃飯，例如食物是否新鮮？是否好看？色香味俱全？配搭營養健康？……許多的飲食標準，反而變成了一種思想束縛。嘗試用中性的角度去欣賞食物，就容易感到當下一切的完滿。

練習36：隨心而吃

找一次機會，跟好友去吃一頓自助餐，嘗試這個練習。這次吃自助餐，不能自己挑選食物，需要請朋友幫忙拿食物。

1. 在到達餐廳之前，可跟好友說明清楚，自己喜歡吃什麼菜式，不能吃什麼食物。看看自己對自己的飲食喜好，有多了解。
2. 到達餐廳之後，就請朋友代勞選擇食物，安坐等候即可。
3. 當食物來到的時候，先不吃，看看面前這些食物，感受自己是否喜歡？平日自己是否這樣選擇食物？是否拿這份量？是否這樣擺放？

4. 開始吃之後，一直感受自己的內心，有沒有批判心出現？是否不喜歡某種食物？

這是一個很快速的練習，可以測試自己是否容易做到隨心飲食。出去付錢吃自助餐，我們總想挑選自己最喜歡的食物，透過這樣請別人代勞，很容易激發出自己的批判心，覺得：「為什麼我要吃這些？為什麼我不自己去挑？」同時這也是自己的責任，因為一開始可以跟好友說清楚的，只是如果自己不夠認識自己的喜好，替自己爭取，就容易表達不周全。

飲食做到隨心所欲的境界，在《黃帝內經》的第一篇之中，有一段話這樣說：

「是以志閑而少欲，心安而不懼，形勞而不倦，氣從以順，各從其欲，皆得所願。故美其食，任其服，樂其俗，高下不相慕，其民故曰朴……所以能年皆度百歲，而動作不衰者，以其德全不危也。」——《素問．上古天眞論》

這段文字之中，提到一個人怎樣可以活出終極健康，長壽百歲，而且在百歲的時候身體動作也不會衰退，到老也像年輕人一樣靈活！這是因為他明白到整個修身養性之道。一開始就說這個人的心理狀態，內心感覺安閒而少慾望，平安而不會恐懼，即使勞動也不覺疲倦，這樣的狀態，是因為他身體的氣血通順，這裡有一個重要的原因——「各從其欲，皆得所願」，就是他能夠順心如意，心想事成，什麼嗜欲都能夠達成！這樣的境界，當然是誰也希望得到啊！

後面還繼續形容，這種隨心所欲的狀態是怎樣的，第一句就說：「美其食」，這裡說的「美食」，並非像我們說的美好的食物，而是指吃什麼普通的都覺得美！「任其服」就是穿什麼衣服都覺得舒服漂亮，「樂其俗」就是對於什麼民間風俗也會樂在其中，「高下不相慕」就是無論不同高低階級的人也不用互相羨慕對方，那就是實踐了不批判、無分別的心了。這樣的狀態稱之為「樸」，就是樸素的生活。

這段文字十分有趣，這裡對「隨心」做出精闢的演繹，隨心的生活真是多麼美好，自由自在！但是隨心所欲並非是「胡作非為」，不是想做什麼就做什麼，殺人放火、打家劫舍、姦淫擄掠，傷天害理的事情，是否想做就做？當然不是，這段文字最後一句說：「以其德全不危也」，所謂「德者、得也」，德全就是指人得到了天地之道的全意，能夠過著符合大道的生活，故此不會做出危害天地人的事情。隨心的人，是順應自己的真心，當我們的心是喜悅的、自在的，人就會順應自然天地之道，做最恰當的事。

因此隨心是指順從自己的真心，隨心不是「隨腦」，不是腦袋想什麼就做什麼，透過意食，認識到自己的真心想法，因為每一個人的心都充滿著喜悅、充滿著愛，我們自然會做有愛的行動。

8. 平心

常說心平氣和、平心而論，平心即是心境平靜，容易做到無比較之心、無分別之心。

學習凡事不去比較，習慣比較高低、「察異」，才是造成內心不平衡的原因，總是覺得誰高誰低，那樣的人生造成了高低起伏，情緒起落，才是痛苦的根源。所以上一節引用到《黃帝內經》的一段話說：「高下不相慕」，那是一個崇高的境界。

學會平等的心看待每一頓飯，不作比較。比如幾種配菜之中，哪款菜最好吃？今天吃過三菜一湯，如果明天只有兩菜無湯，那就覺得不好吃？又或者今天和昨天都吃同樣的食物，可是會否覺得今天的品質比昨天的沒那麼好？……因為這些比較，給自己帶來痛苦。如果我們到了貧苦地方，飢餓了幾天，那麼就算最基本的食物也覺很美味。

不同味覺也平等看待，就算是苦味，也只是一種味覺，覺得苦味就不好吃，已經是一種預設的評價。又例如榴槤這種水果，有些說它的氣味就像「貓屎」一樣，聞到就不想吃，當然這需要用直覺飲食的方式，好好觀察自己對這種氣味有沒有什麼感覺？每個人也不一樣，有人喜歡有人不喜歡，如果真的不喜歡也無所謂，但是有些人還沒吃過榴槤，就說自己不喜歡吃，他們或者沒有真的聞過「貓屎」的味道，對榴槤的不喜歡是因為聽到「貓屎」這個名字，然後就想像這就像在「吃大便」的感覺，於是就說自己不喜歡吃了。如果沒有預設的評價，就算這種氣味不喜歡，也不會特別抗拒。

放下「好壞」的想法，同一種食物，好吃不好吃，不同地方文化不同，評價就不同了。比如日本人喜歡吃納豆，中國人喜歡吃腐乳，西方人喜歡生吃沙拉菜，這些食物也不是每個地方的人都喜歡，這只是文化使然，並非好壞對錯之分。

練習37：平心比較

1. 到一家餐廳吃飯的時候，挑選一款菜式，是不少餐廳也有的共同菜式，例如一款湯麵、一款炒飯等；又或者去一家甜點店，去吃豆花、紅豆沙、芋圓等食物。
2. 當食物來到的時候，好好感受當下這次飲食的感覺，在過程之中感受自己，對這款菜式有沒有其他記憶？在哪裡吃過？
3. 回想一下，過去吃這個菜式的時候，好吃不好吃？在哪裡吃這款食物最好吃？

4. 然後再想想這一次吃的過程，感覺再吃的經驗相比過去，哪次更好吃？

透過以上的體驗比較，如果到最後的感受，是覺得：這次不怎麼樣，不太喜歡吃這次的，或者上次的更好吃，這些都是一種比較心。如果覺得：某餐廳做的比較特別，而這次的也不錯，各有特色，不去作評判，這樣是保持平心了。

不同餐廳製作同一種食物，的確容易讓人比較，這感受雖然是真實的，可是如果不作比較，只是去過其中一家吃，沒有比較，就難以有高低的感覺，或許不好吃的哪一家，對很多人來說，也可以是好吃的。就是說，為什麼人生有痛苦？可以是因為來自比較。這也是因為這不符合自己的標準，然後每次把標準愈定愈高，最後反而搞死自己。

更準確地說，真正的平心，並不是不願意去比較，而是知道有比較之後，仍然會感覺平等。這個世界到處都充滿二元的觀點：好壞、美醜、善惡、高低、長短……人生在世無法逃避二元分化的觀念，可是我們可以超越它！就是在看到自己內心有這些比較之後，讓自己更深的看見，這些不同都是世界多變之美，好像「生物多樣性」的概念一樣，保持生態的多樣、不同、繁雜，是對地球十分重要的。

不同食物適應不同人的口味，不同地區的人吃不同的食物，那樣就豐富了人類的體驗。學習用平常心、平等心去看待各種食物，尊重彼此，和而不同，就是平心的精神。

9. 清心

清心則寡慾，對於食物的慾望渴求降低，不會亂吃東西、對食物產生依賴或成癮。怎樣才知道自己的心是否清淨、清澈？這就好像一缸水，如果是清澈的時候，可以看清楚這水缸的顏色紋理，如果水是渾濁帶有沙泥的時候，就看不見底了。

心清則目明，當心清澈了、少了污染，自然容易感受到各種事物之美。例如飲食時，容易體驗到每一種食物的滋味，於是不會去追求濃味刺激的食物；相反如果心被各種情緒、思想所干擾，心不平正，那時候心就被蒙蔽了，不容易感受到食物的滋味，心就麻木了，渴求更多的刺激。

心清的時候，人就會享受吃食物的原味，減少複雜的飲食，使用天然的食材，用簡單的烹調方法。有一句西方諺語Less is more，簡單就是美，現在流行簡約主義、斷捨離，也是同樣道理，回到人生的基本步，懂得享受自然之美。

練習38：食物原味

1. 買三、五種柳橙汁（或其他果汁）來做練習。在超市之中有許多種柳橙汁，如汽水（碳酸飲料、人工柳橙汁），濃縮柳橙汁，有添加成分的，有需要冷藏的，也有新鮮壓榨的。不同品牌的柳橙汁，各買一些做練習，另外也不妨買幾個鮮橙製作柳橙汁做對照。

2. 兩個人或以上參與，其中一位做主持人，其他參加者作體驗。

3. 一個人準備幾個杯子，每一種果汁，給每位參加者各裝一小杯，在杯子上標註了編號，需要讓參加者不知道面前的柳橙汁屬於哪一種。

4. 讓每一個參加者，各自品嘗不同柳橙汁，然後請他們用紙筆記下對每一杯柳橙汁的感覺，嘗試判斷每一種柳橙汁的特點。並且最後選定，自己最喜歡哪一種柳橙汁？

5. 最後所有參加者一起分享自己最喜歡的柳橙汁，互相比較一下感受。

並非每一個人，都一定會喜歡最自然狀態下的柳橙汁，也許有人會喜歡有添加劑、或者人工的柳橙汁，因為味覺可能已經上癮了，習慣被欺騙，反而不習慣天然食物。這個練習可以幫助我們分辨出柳橙汁的原味，看看自己可否分辨出哪種柳橙汁屬於天然原味，哪種屬於人工製造？

10. 正心

正心出自《大學》一書，在本書一開介紹「什麼是意食」的時候，提到正心的解釋：

「所謂修身在正其心者：
身有所忿懥，則不得其正；有所恐懼，則不得其正；
有所好樂，則不得其正；有所憂患，則不得其正。
心不在焉，視而不見，聽而不聞，食而不知其味。
此謂修身在正其心。」——《大學》

正心即是心要沒有情緒、思想，心不動搖，那時候心才是平正的，「正」即是正常、正確，是指心的最佳狀態。

正心的目的，是為了讓我們可以客觀感受這個世界，心要平正，不偏不倚，觀察食物的味道，不會因為各種環境因素影響對食物的看法，才能夠有準確的判斷。這就是前面介紹意食的三種方法之中，首先要正念飲食，亦即是正心的部分，不批判，然後才可以做到覺知飲食，對食物有真實的覺知，最後才可以做到直覺飲食，就是用心去判斷這食物是否適合自己。如果飲食過程中，同時有思想、有情緒，那樣吃飯對身體無益。這些情緒思想是怎麼來的？來自生活各種事情的影響，也來自批判心、來自習慣，有許多的原因。可是有人會問，難道吃飯的時候不可以有情緒嗎？難道不可一邊吃飯一邊很高興？如果說飲食時候感覺到喜悅，當然也是意食的目的之一，可是如果是負面情緒，在吃飯的時候一邊悲傷、憤怒、擔心、恐懼，在這樣的狀態下食之無益。

就算是快樂看似正面的情緒，帶著這種心去吃飯，長遠來說也不一定是好事情！這裡還需要仔細去分辨，是有批判心之下的快樂，跟不批判的快樂，這是有很大的差異。例如在吃自己喜歡的食物時，所感覺到的快樂，這當然是令人欣喜的。可是如果吃到不喜歡的食物，於是就心生厭惡，又或者很想吃某種喜歡的食物可是卻吃不到、吃到了卻感覺不如預期，這些都會令人頓然掉進深淵。這就是批判心的所在，一般人的快樂，是有條件的，如果吃東西是為了這種快樂，那樣也只是一種依賴、上癮，吃到自己「喜歡」的食物才快樂，也只是加強了批判的信念，帶著這種快樂的感覺吃飯，就是將你推得愈高，之後你就跌得愈低。

真正的快樂，是來自於平靜安穩，內心產生出來的喜悅，可以叫作恬淡虛無。這就好像是一個嬰孩，剛出生的時候，他就算沒做什麼，都會傻傻的笑那樣，天真爛漫。透過意食的練習，持續實踐，能夠幫助我們返璞歸真，回到單純對食物的享受。

練習39：食物情緒

在吃飯過程，如果遇到一些不正常的事情，會否勾起情緒？可以做一些測試。

1. 跟自己的親友練習，預先告訴他們今天要用一頓飯來做實驗，測試這些食物是否好吃？但不用告訴他們具體的實驗內容。這就像電視上一些「整人節目」一樣，甚至可以準備攝像機拍攝測試者的反應。
2. 為他們準備一些食物，而在食物之中做一些「手腳」。例如：在炒菜之中放入兩條頭髮（當然頭髮要先洗乾淨），或者將兩條牙線（口腔清潔用）放進去；亦可以在食物烹調過程刻意小出錯，故意在米飯中添加幾粒半熟的米，或部分義大利麵沒有煮熟等。也可以發揮創意，比如網路上宣傳環保的影片，在壽司之中放入塑膠袋，給人們嘗試不小心吃到塑膠的感覺，模擬海洋生物的感受。
3. 當他們看到這些奇怪東西時，是否表情扭曲？看看他們是否覺得愕然？甚至開始生氣？還是依然保持良好態度？
4. 當他們有人開始說話：「為什麼食物中有這些東西？」或者開始投訴的時候，然後就問他們一個問題：「這些食物本身好吃不好吃？」看看大家有沒有將注意力全都放在那些錯誤之上，而沒有留意食物本身的味道？

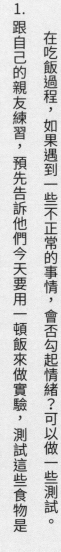

我們都有一些經驗，去餐廳吃飯，過程總有出錯，如果看到炒飯之中有一隻蟲子的屍體，就容易感覺倒胃口。當然食物不潔淨，可以讓我們聯想到很遠，這是否有病毒？會不會拉肚子？是不是代表整個餐廳的食物都不乾淨？但從另一個角度看，或許這只是菜蟲而已？有菜蟲往往表示食物是有機的，沒有農藥污染。

這些也是情緒和思想記憶，面對同樣的蟲子，每一個人的反應不同，有人覺得挑掉就可以繼續吃，有人覺得一定要更換，有人覺得要趕快離開這餐廳以後不要來，甚至有人會吵鬧投訴。只要產生了情緒和一些執著念頭，放不開，那就是「心不正」了。

以上還是比較誇張的例子，其實飲食過程中的正心，還是要落實在不批判之上，透過正念飲食的方法，看看自己對每一種食物，是否有一些批判？如果我們都能夠以中性的心去看待一切，內心會更容易平靜專注，這就是意食的目標，可以透過飲食的練習，讓自己的心得以解放，隨時歸零，回到平靜正心。

本章提到的十種意食心態，簡而言之，前五種是喜悅的心的擴展，後五種是正心、不批判心的擴展，這兩大類是心的一體兩面，體和用的關係，當心能夠平靜則自能喜悅。在《黃帝內經》開篇就說過一句名言：

「夫上古聖人之教下也，皆謂之：虛邪賊風，避之有時，恬惔虛無，眞氣從之，精神內守，病安從來？」——《素問．上古天眞論》

這段話提到不生病、長壽百歲的關鍵原因，核心的核心是「恬惔虛無」，恬惔就是形容這種因為無條件的愛，所產生的喜悅；虛無則是在正心的狀態下，並無各種喜怒哀樂的羈絆，心時刻保持平正，像空杯一樣能包容一切事。擁有這樣的心，自能獲得終極健康！

7.意食對治「飲食成癮症」

對某類食物執著，一定要吃某種食物才快樂，可稱爲「食物成癮症」。

每當說到對食物上癮，總有人會提出質疑說：「我喜歡吃而已，我沒有上癮啊！」當然喜歡跟上癮好像很相近，但嚴格來說是兩件事。比如現在常說的「手機成癮症」，「患者」也會推說自己是有需要使用手機、喜歡用手機，可是如果我們無法脫離這東西而生活，那樣就已經是成癮了。

有些人覺得食物的情況有點不同，認為手機不是必需品，可是食物是必需品，所以喜歡某些食物，並不是成癮。的確，吃東西是必須的，但這是用食物大類而言，人應該吃水果、蔬菜、穀類，但是這食物之下沒有「一種」食物是必須一定要吃的，每個人可以有自己的具體選擇。縱觀每個國家地區，文化不同，大家的飲食習慣也不同，沒有一種食物是全世界的人都一定要天天吃的，將某些食物說成「必須」，這也是食物成癮的特徵之一。

喜歡吃東西本身不是錯誤，意食提醒我們享受當下每一刻飲食的體驗，可是如果對食物有太多慾望，不能自制，那就是對食物的上癮。食物上癮是一個有趣的概念，很多人聽到這樣說，就會說：「那是不是要戒掉食物？」當然不是，就好像抽煙、喝酒，如果你是偶爾吃喝一下，只要不會依賴、必須經常吃，那就不算上癮，上癮就是成為依賴了，必須要天天靠著它，沒有它就很辛苦，心裡難受，身體也會有不適。

有人喜歡依賴咖啡、奶茶，或者吃蛋糕、糖果、甜湯，抑或吃肉、煎炸食物、吃米飯麵條等，這些東西看似普通，卻也是常見的飲食成癮之一，吃這些食物也有不健康之處，也並非自然的飲食習慣。可是每當叫他們改變飲食習慣，放下這些食物，他們卻會十分困難，「寧死不屈」，比如說：「如果要我不吃肉，那麼生存還有什麼意義？」當然這就好像與吸毒上癮一樣了。

舉例說，在我們過去多年推廣素食的經驗之中，有些人聽了素食的講座，第二天就吃素了！根本沒有困難或後悔。我自己十多年前開始吃素，我第一天決定要吃素開始，對吃肉也沒特別渴望，不覺得不吃肉是一種可惜的事。可是，很多人要他不吃肉，都會覺得十分困難，為什麼有這樣的情況？

如果一個人的心靈不滿足，就容易依賴物質生活去填補自己的空虛，而食物就是物質生活之中最容易的選擇，食物是物質之一，能夠進入身體裡面，是一樣很有「感覺」的東西。相比其他物質，例如去購物買東西，容易有愧疚感，囤積東西在家裡也會帶來具體看得見的問題，而食物最後能夠消化、不見了，就沒那麼感覺不良。

如果一個人內心平靜、喜悅，那就容易改變，不容易執取某些事物，人比較隨心放開，願意嘗試各種事情。

上癮有不同程度，可以是身體的成癮，例如不吃某種食物，身體就覺得疲倦乏力，吃了就覺得精神；也可以是心癮，就是不吃其實沒什麼大影響，但就總是心心念念的想吃，吃不到就不安定，不能專注工作生活。事實上，所有「上癮」都有心癮的基礎，成癮就是一種習慣，只是這種習慣並不健康。

因此健康的習慣就不會叫作上癮，例如習慣天天吃一種自己喜歡的水果，如果價錢和食物的供應並非問題，不吃這種水果也不會造成內心困擾，比如過了當造水果的季節，不能經常吃到，也不會覺得心癢，那樣就並非上癮了。

在討論各類食物成癮之前，有一種常見的食物成癮，就是「太喜歡吃食物」！亦即經常吃喝過飽，以下先介紹這類原因。

飽食嘴饞

飲食過飽，孔子也有提到一句名言：

「飽食終日，無所用心，難矣哉！不有博弈者乎？爲之，猶賢乎已。」——《論語・陽貨篇》

這段話的意思是，一個人如果經常整日吃太飽，沒有用心去思考和工作，就難以有所成就。就算是那些喜歡棋藝遊戲的人，也比這類飽食遊手好閒的人有用了！「飽食終日，無所用心」是著名的成語，是指這個人經常吃飽飯卻什麼也不關心，太懶散了。

從醫理上說，經常吃太飽，會導致飯氣攻心，人就會昏沉欲睡，不願做事情。更仔細而言，為什麼會「飯氣攻心」？一方面是食物之氣向上擾動心神，因此容易感覺心煩；另一方面食物充斥腸胃，人的氣血就要集中到胃腸去幫助消化，相對氣血流通全身就會減弱，氣血不能上行頭目就會容易疲倦欲睡了。

可是，為什麼一個人會習慣經常吃飽？反過來看，一個人如果經常「無所用心」，才是導致「飽食終日」的原因！一個人沒有人生目標、生存意義，不知道每天要做什麼事情，頹廢過活，這樣的人內心當然會不滿足了，於是就會透過吃多一點，讓自己滿足一些，而這時候「吃東西」就變成了他的人生意義了！吃飯就是他每天的工作。因此有些人特別肥胖，每天到處找好東西吃，這也是其中一種原因。

其實，並非習慣吃飽的人一定是遊手好閒，就算是一些努力工作思考的人，也會經常飽食。現代生活中，許多人患有肥胖，或者三高（高血壓、高血脂、高血糖），或者文明病如中風、心臟病、糖尿病、不少癌症等，也與飲食太多、太豐富有關。在中醫上，「經常飽食可以傷腸胃」，導致各種腸胃病，胃腹脹痛腹瀉便祕等等，而腸胃虛弱之後，導致消化吸收不良，經常疲乏欲睡、飯氣攻心，也會導致寒濕的疾病，例如咳嗽有痰，鼻敏感，水腫等非常多種病情。總之，脾胃虛弱容易導致百病叢生。

習慣飲食「過飽」的人，他們的特徵是，每頓飯都要吃飽，他們的口頭禪會說：「吃什麼都不要緊，吃飽最要緊！」如果吃不飽就感覺不滿足，就容易煩躁生氣，比如定時就要去吃東西，如果過了吃飯時間沒能夠吃飯，他們就會不耐煩，容易產生情緒。

並非每個人都需要經常吃飽，尤其是一些身材瘦小之人，他們通常不會以吃飽為目標，比如給他一碗米飯，對他們來說可能已經太飽吃不了其他配菜了，因此他們通常會選擇吃少一點，以吃精緻和健康食物為首要目標。

一個人總是想吃飽，通常因為過往曾經有挨餓或者貧困的經歷，甚至是饑荒、戰亂，因此老一輩人較多這一類問題。他們會將自己當作是垃圾桶般，什麼食物都塞進去，美其名為不要浪費食物，可是卻經常吃到過飽，傷了腸胃之後還是要找醫師看病吃藥，這是另一種浪費。

因此，飲食過飽，背後是有不安全、恐懼的感覺，害怕自己吃不夠，身體氣力不足，就無法做好準備、無法工作，甚至無法逃生。

飽食的問題，嚴重者可稱為「暴食症」，有些人會暴飲暴食不能自控，吃到自己胃腹脹滿不適，甚至需要催吐之後還繼續吃，這樣的病情代表患者內心十分恐懼，很想填飽肚子，可是吃飽了還是內心不滿，沒解決問題，因此要治愈暴食症，發現自己的恐懼原因十分重要。

透過意食的方法，慢慢地吃，享受得到食物的滋味，同時去感受自己的心，是幫助解決飽食、暴食的最佳方法。這方面在我的另一本著作《向癒》，其中第十七個案例，正是透過這種方法療癒了自己的暴食症問題，可參考該案主的分享。

除了過飽以外，有些人不一定是一頓飯之中吃飽，而是不給自己肚子餓，每當有一點飢餓的感覺，就去找東西吃，時時刻刻保持飽肚感。這類情況稱為嘴饞、口癢。

這類人經常喜歡吃零食，整天身上都有一些零食隨身攜帶，或者習慣少量多餐，一天正餐可能有四至五餐，甚至更多，美其名說「少量多餐」，其實就是讓自己多吃幾餐。

過飽和嘴饞問題，類似急性中毒和慢性中毒的分別，過飽通常會即時感覺不適，屬於急性中毒，但是嘴饞或許沒明顯不適，只是肚子經常飽著，沒有空閒休息的時間，那樣長期胃腸疲累，也是一種「勞損」、「飲食所傷」，屬於慢性中毒，往往更為容易忽視而不自知。

當我還是學生，經常在趕作業、趕論文、準備考試的時候，就會一邊吃東西；很多上班一族也有類似經驗，一邊工作一邊吃零食。吃零食的基本原因，人只要覺得辛苦疲累，就會想吃點東西滿足自己，給自己「充電」，可是這樣做是「治標不治本」，一個人辛苦疲累的時候，最直接的解決方法，應該是放下工作去休息、放鬆。實際上，嘴饞的真正原因正是人們無法放下手上的工作，或者這些工作是不甘願做的，可是又無法逃離，被迫做不喜歡的事情，就找一些喜歡的食物去平衡。

提神飲食

有一類食物，吃了之後令人感到更精神，這就屬於「提神飲食」。這類飲食最常見的是咖啡、奶茶，含有咖啡因的成分，還有一些能量飲料，也有提神作用。不少人每天不喝一兩杯咖啡，或者得將茶當水喝，不然就沒精神。許多人抽煙也是為了提神，疲累的時候出去外面「呼吸」一下，可以幫助提起精神再多工作一會。

除此以外，還有中藥或保健品，例如喝參茶、花旗參、北芪（黃耆）、薑茶、老火湯水、維生素、甚至是糖果、零食，也可以有不同程度的提神作用。

這裡不打算深入討論每一種方式的好與壞，就算喝咖啡，也可以有許多不同品種和製作方法，難以一概而論。這裡主要討論成癮的問題，如果每天習慣吃喝某種東西，不吃就沒精神，那就是一種成癮。

這類提神食物，為什麼治標不治本？道理也是如上一節所說的，當我們疲累沒精神的時候，最好的方法是給自己休息一下。如果還要堅持下去，當然就要找一些東西撐著。可是工作疲累，很多時候不一定是因為身體疲累，有時候可能是心累了，或者是注意力難以集中太久，要換一下姿勢動作。因此除了休息之外，還有很多方法可以幫助提神，做一下伸展運動、深呼吸、眼睛看遠處、喝水、上洗手間、曬太陽、聽音樂等等，都是好方法，不用依賴食物去解決。

進一步而言，只要吃自己喜歡的食物，都可以有振奮精神的作用！提神不單是身體的感受，更多的是內心感覺，覺得獎勵了自己、開心了一下，就可以精神為之一振！

一個人對某一類食物有特別的喜好，往往跟成長的記憶有關。我曾經參與為期六天的斷食營，不進食來到第三天的時候，我經常很想吃豆花！當時我把心安靜下來，感受一下豆花對我來說有什麼意義？我想起每逢吃豆花，通常就是去爬山時，在途中或者下山時候吃的，又或者是小時候爸爸下班回家，總買回來給我吃，豆花於我而言是「獎勵」的代表，所以每當自己辛苦了，想給自己一點安慰，就會想吃豆花。

練習40：食物記憶

找一種自己最喜愛的食物，將這種食物放在面前，或者有機會吃這種食物的時候，也是一次練習機會；就算沒有找到實物放在面前，突然心中很想吃這種食物，也可以做以下練習，練習時改為想像即可。

1. 透過覺知飲食的技巧，將食物放在面前，先不吃，感受一下對這食物的喜愛，逐漸增加飢餓感、渴望想吃的感覺。
2. 然後觸摸食物，再將食物放在鼻子前聞一下香氣，閉上眼睛感受一下食物的感受。
3. 放下食物，安靜專注的，感受這食物，對自己有什麼記憶？問自己：「我為什麼喜歡這食物？我在什麼時候吃過這食物？」
4. 感受一下腦海之中，出現什麼樣的記憶，如果有想到什麼、看到什麼景象，不妨繼續感受一下，這記憶中的感覺如何？
5. 看完這記憶時，不妨將它紀錄下來。如果過程中沒想起什麼記憶，不要緊，下一次想吃這種食物的時候，重複以上練習。

我有一位朋友特別喜歡吃台灣的臭豆腐，甚至誇張的說：「我就是為了臭豆腐而生的！」我很好奇為什麼會這樣想？原來臭豆腐他對來說，是一種福建家鄉風味，雖然他從小都沒有回鄉，可是小時候父親煮飯經常煮出這種味道，吃臭豆腐，就讓他想起父親小時候的愛和熱情。真正感動他的並非是食物而已，是背後的情感記憶。

又比如為什麼我們都喜歡吃零食？例如洋芋片、海苔、巧克力、糖果？就是因為這些是小時候經常吃的食物，或者小時候不容易自己買到，又或者這些食物是小時候父母給孩子的獎勵，因此當我們長大了，就會想再吃這些東西來犒賞自己！當然了，這也提醒作為父母的，最好不要用食物來獎勵孩子，不然孩子長大了之後，還是會依賴這種食物來滿足自己呢。

想要戒掉某種食物的成癮，其中一個很重要的方法是：透過意食的方法，安靜專注的吃該種食物（例如洋芋片），好好感受一下這食物對我而言，喚起了自己什麼的記憶？

食物的味覺、香氣，往往能夠勾起一些深層的記憶，而這個記憶才是我們喜歡吃該食物的原因。如果我們在生活中，能夠透過其他方法得到同樣的情感（例如獎勵），那就可以戒除該種食物的成癮了。

甜苦飲食

不少人喜歡甜食，因為甜食代表幸福、喜悅。例如蛋糕、冰淇淋、牛奶、糖果、巧克力、甜湯、飲料，有些人每天總會吃一些，或者飯後喜歡吃糕點；又例如喝奶茶、咖啡，習慣加了糖才喝。

每逢喜慶，我們都習慣吃甜食，生日吃蛋糕，冬至或元宵吃湯圓，新年吃糖果，情人節吃巧克力，中秋節吃月餅等等，將幸福快樂的感覺，跟飲食聯繫起來。

偶爾吃一下以上甜食，並無不妥，在中醫上甘甜的食物可以補益脾胃、補益氣血，可是甘甜味也是過猶不及的，適當的甜味能補脾胃，過多的甜味亦可傷脾胃。怎樣才是太過？首先看自己的味覺感受，可是這需要經過意食的直覺飲食訓練，一般人吃很濃的甜味也沒感覺，這主要是上癮了！習慣了、適應了，就會追求更濃厚的甜味。

對一般人而言，怎樣測試自己的甜味是否成癮？可以用食物的原味作測試。如果是沒有成癮的味覺，會較為喜歡天然的甘甜，例如一般水果的甘甜味，蜜瓜、西瓜、木瓜、芒果、荔枝、草莓、香蕉、桃子、梨子等等，另如紅棗、椰棗、蜜糖的甜味，就算是十分濃厚了，不是每一個人都喜歡。如果喜歡吃含有人工糖分的甜味食物，那就比較容易成癮，尤其是白砂糖，也包括蔗糖、乳糖、玉米糖漿、紅糖、黃糖等，這些糖廣泛遍佈於加工食品之中，餅乾、麵包、糕點、飲料、果醬、巧克力、糖果……因此盡量避免吃加工「食品」，多吃天然「食物」，對健康更佳。

傳統的觀點認為，普通的白米飯、一般的穀類，其實也屬於「甘味」的。當然現在吃飯一般覺得沒味道，淡淡的，因此才有「下飯菜」的說法，白米用來做主糧配著各種濃味的食物吃，但米飯本身就是甘甜味的，一個嬰兒開始嘗試吃米飯，大都會吃得津津有味。也因此糖尿病患者不宜吃白米飯，因為白米飯就是甘甜的食物，也會升糖較為快速。

說來也是有趣的，作為父母，一般不會給嬰兒吃調味料，大都明白給他們吃食物天然原味更為重要，不要污染孩子的身體，可是當我們長大了，就忘了這種天然智慧。一個人有純淨的味覺，單純吃一碗白米飯，也會吃出滋味，只是我們都習慣了濃味，因此就覺得這甘味太淡，追求更多更濃。

喜歡吃甜食，除了是人工糖分會對身體有直接成癮之外，更重要是背後的心理，**我們習慣了將快樂與甜味連結在一起，因此每逢不快樂的時候，就會想找甜的東西來吃，造成依賴**。正因如此，特別喜歡吃甜食的人，往往內心有許多**隱藏的不開心**，才需要經常去填補自己，渴求甜美。

除了甜食以外，有些人卻是倒過來的，喜歡「吃苦」，甚至會抗拒甜食。當然了，例如糖尿病患者就不能吃太多甜了，不少糖尿病患者說吃苦瓜可以降血糖，因此經常吃。也有一些人是沒有糖尿病，也不喜歡吃甜的東西。

的確有一些人特別喜歡「吃苦」，例如喝咖啡喜歡黑咖啡不放奶放糖，吃巧克力喜歡沒有牛奶的黑巧克力，喝茶喜歡喝苦茶，甚至喜歡喝苦藥，這是喜歡吃苦的人。這類人往往人生也是一樣，喜歡「吃苦」！當然有誰會覺得自己喜歡吃苦？從另一個角度看，這類人是太堅強了，多難的挑戰都會熬過去，就習慣了吃苦的心態，反而**不允許自己享受人生**。

在我的《向癒》一書之中，第九個案例是糖尿病的案例，其中提到糖尿病患者的心態，就是習慣虐待自己！不給自己好生活，一直都在努力工作，不讓自己放鬆下來享受人生。最後的結果，就是真的不讓自己可以吃甜的食物了。一個人的飲食甜苦嗜好，跟內心的狀態有密切相關。

肉類油膩

喜歡吃肉、吃油膩的食物，是現代飲食文化之中的一大成癮，「無肉不歡」已經變成很多人的生活習慣。

其實在中國古代一直到現在的中國農村，大部分人也是以素食為主的飲食方式，老一輩的人經常說：「過去哪裡可以經常吃肉！通常都是過年過節才有肉吃」如果說節日，一年才十幾二十個，那就是一個月吃肉大概一到二次是合理的，可是現在的人則倒過來，一個月吃素一至二次！這真是以妄為常。

現代有不少科學家，提倡素食可以拯救地球，因為吃素可以減少溫室氣體排放，也可以餵飽更多人，解決食物不足的問題。在二〇一八年十月十日《自然》雜誌（Nature）刊出一份對飲食影響環境最徹底的研究報告裡警告，指出密集化農業是如何破壞地球，研究建議西方人需要大幅減少肉品消耗達百分之九十，以免災難性的氣候變遷。另一方面，營養學家最新發展也支持素食，例如二〇一九年的加拿大官方最新健康飲食指南，引起了國際的關注，當中鼓勵以植物性食物為主食，而把肉類、牛奶和乳製品剔除在必須的食物之外，亦即是說，肉類和奶類並非是每天必須要吃的食物了，顛覆了許多人的認知。

為什麼過去的人都少吃肉，現在卻變成無肉不歡？吃肉、吃油膩的食物，是一種心理補償，老一輩的人過去不容易吃到肉，油也比較珍貴，到現在生活比較富裕了，就不想回到過去的艱苦生活了，能夠有肉吃，就覺得這是富裕。實際上，喜歡吃肉反映著背後的心理，就是放不下過去的貧苦生活，雖然現在吃肉好像是富裕了，可是內心卻還是貧窮不足。就好像現在有不少人很年輕就開始吃素了，也不覺得一定要吃肉、不喜歡吃油膩食物，就是因為年輕人沒有過去那種貧窮的記憶。

這些弔詭的現象，到了今天有一種相反的原因，喜歡吃肉是因為貧窮所迫！由於肉類可以冷藏很久也不會變質，降低運輸保存的成本，而吃蔬菜必須要新鮮，因此快餐店煮蔬菜的成本比煮肉食更高。所以基層人士更習慣吃肉，就是因為肉類往往更為便宜。這是因為現代的食物價格，是建立在工資、房租、廣告等成本上，比食物自身生產的價格更高。

另一方面，肉類、奶類和油膩的食物，含有一些化學成分容易上癮，就像飲酒和抽煙一樣；而且吃肉的味道，通常是煎炸烤焗，再加上了香料調料，這些濃厚的氣味容易討人喜歡。

在前文直覺飲食法一節之中提到，可以隨心按照自己喜歡的食物去吃，但是有一個前提——「生吃蔬菜水果」，如果生吃肉，恐怕沒多少人能夠做到！一般人喜歡吃肉，其實並非真的喜歡「肉」這種質感，而是喜歡吃調味料、吃烹調過程。在自然狀態下，吃生的肉，你會喜歡嗎？自然界中，如果真的是喜歡吃肉的肉食動物，牠們都是「嗜血」成性的，茹毛飲血，喜歡用口咬殺動物，喜歡吸啜牠的血，喜歡直接生吃不煮熟。可是人類的心不是這樣，大部分人都不願意碰到血，如果見到動物被屠宰的過程，人就不想吃肉了，孟子也說過一段名句：

「君子之於禽獸也，見其生，不忍見其死；聞其聲，不忍食其肉。是以君子遠庖廚也。」——《孟子．梁惠王上》

在二〇一一年，Facebook的創辦人祖克伯，曾經公開說給自己一個挑戰：「只吃親手宰殺動物的肉，令自己吃得更負責任」，基於這個信念，使他差不多成為了素食者。想想看，如果你要吃豬吃牛，你有能力親手屠宰牠嗎？很多人「手無搏雞之力」，屠宰活雞活魚，對很多人來說都要舉手投降了，更莫說是大型動物。這就是人有惻隱之心的特徵，人雖然是動物，卻與其他禽獸動物不同之處，就是人有仁心，如果我們用真誠的心去選擇飲食，用自己雙手去準備食物，自然會作出更好的選擇。

米麵主食

每天的飲食之中，不少人有吃主食的習慣，是以澱粉質類的食物作為主要食物，可以提供熱量，容易令人飽足，而且這類食材也相較便宜。

這類主食通常是米飯為主，也包括各種穀類如大麥小麥燕麥，以及穀類的製成品。例如傳統上「麵」這個字是指「粉」，亦即是指將大米、小麥等研磨成粉，還可以製成許多不同食材如麵條、麵包、糕點、餃子、饅頭、包子、餅乾……

這裡提到的米麵主食成癮，主要是指精緻的穀類問題。不少人以白米為主食，白米是從稻穀而來，將稻米的外殼去除後就是糙米，而將糙米再磨掉米糠層和胚芽就成了白米。白米幾乎只有澱粉質，而糙米則還有許多其他營養，可是一般人喜歡吃白米，就是因為煮熟後白米相較口感柔軟，糙米較為粗糙偏硬，烹調需要更多技巧，因此現代人大都習慣吃白米。

不少人對吃白米有成癮，例如說：「每餐必須要吃米飯！要有米氣才健康。」廣義而言也是指要吃澱粉質的主食，例如麵條、馬鈴薯、玉米等，這也可以算是一種上癮。當然了，每次說到這裡，不少人就覺得，吃這些碳水化合物很健康啊！為什麼是上癮？有這種想法，那就知道我們實在「中毒太深」了！

首先，大部分人吃的煮食都是精緻食品，這類食物已經不是原來的穀類了，多吃無益。進一步而言，大自然的動物大都沒有以穀類維生，自然野生的穀類甚少，而且穀類都需要經過煮熟才能食用，自然界動物難以生吃，因此如果在天然的狀態之下，靈長類動物是不會選擇穀類作為食物。不然你試試看找一個稻田，看看自己對正在長成的稻米，心中是否覺得很想吃它？想直接將新鮮的稻米咬下去試試看？

為什麼人會對穀類上癮？基本的成因跟前述的飽食和肉類相近，不少人經歷過貧苦、挨餓的時代，當時食物得來不易，澱粉質的食物較為容易飽肚，因此就習慣吃穀類作為飽腹感的主要來源，實際上背後所存在的是不安感、對飢餓死亡的恐懼，害怕不夠飽、不夠力量去生活工作。

當然，不是每個人都有這些經歷，仍有不少人喜歡吃穀類，第二個原因就是人總是希望離開痛苦，得到舒適。例如吃糙米和白米，人們選擇白米，顯然就是因為覺得吃糙米不夠舒服。不單是白米，還有麵線、米線、粉絲等各種麵條，是更為細膩柔軟，蛋糕麵包也是一樣。如果是以粗糧製成的麵包，例如全麥麵包，製作出來像塊石頭一樣硬實，不討人喜愛。

喜歡吃細糧、不喜歡吃粗糧，反映人們不希望回到過去艱難的生活，也同時反映現在的生活還是有許多的艱難，因此人就希望在飲食上得到一些慰藉。孟子有句名言叫：「生於憂患，死於安樂」，當我們飲食過於安逸，就會帶來許多健康問題。

此外，喜歡吃白米也跟速食的文化有關，其實吃糙米本身也可以很舒服的，可是這需要事先浸泡，懂得烹調，要更加用心和花時間，而煮白米就相對簡單，洗乾淨就可以立刻煮了，比較符合商業的成本效益，因此現在的餐廳就傾向用白米了，用白米就像預先加工了的速食食品一樣。

依賴主食還有一個更主要的原因，跟前述「提神飲食」有關。不少人主張提神的方法，包括多吃穀類，例如吃米粥、燕麥做早餐，的確，吃米飯穀類是能使人精神快速提升，可是這種方法，實際上也存在長期依賴的問題。

在傳統中醫上看，米飯屬於「補品」之列，《黃帝內經》說：「五穀為養」，養就是補養的意思，吃穀類是為了補益養身的作用；在前文「吃飯也能健脾」一節中引述了《本草綱目》

上的記載，說白飯也有「益氣、和胃、補中、壯筋骨、益腸胃、通血脈、和五臟、好顏色」的效果（見「粳米」條目），當中的功效描述，跟人參、黃耆等補氣藥相約，甚至還有補肝腎、補五臟的效果，真是十分萬能！就是說，吃米飯是可以很補的。

從現代醫學的認識，認為吃白米飯的升糖指數比較高、升血糖較快，因此糖尿病患者要節制吃米飯等澱粉質食物。這從中醫上來看，就是補益太快了！這就好像前面說「提神飲食」一般，吃這些精製穀類食物，會讓人很快精神飽足，可是這也是一種上癮的感覺，讓人感覺很爽，於是就會形成依賴。

這樣說或許還有許多人不明白，覺得怎麼吃飯不對了？我們都是「吃飯的民族」啊？是的，華夏民族的興起，跟農業發展有密切關係，也或者可以說，是因為種植稻米、穀類的技術，養活了這麼多人。穀類本身沒有錯，如果是吃糙米、吃粗糧，是比較好的選擇，從營養學的角度看，吃糙米升血糖比較慢，就算糖尿病患者也可以吃。問題主要是來自「精製」的細糧，精製的穀類食品，它補得太快了！太快反而不好，相較而言，吃粗糧則補益比較慢，吃其他食物如蔬菜水果去補身則更慢，但是並非慢就是不好，相反的，「慢工出細活」，對身體的長遠利益更佳。

用比喻說，這道理就像學習讀書，如果一個學生只是依靠考試精讀筆記去背誦，那樣或許可以一下子得到好成績，可是往往考試之後就忘記了！如果真的要學習好，就要仔細看書思考，而且不單是看教科書，還要多看幾本參考書、看經典的著作，這過程都是比較慢、較高難度，但卻是真的令人成才的方法。

又或者好像運動，運動可以鍛煉身體，可是如果為了快速塑造體型去參加健美比賽，可以吃乳清蛋白，甚至可以服藥激素去加快速度，可是這當然是揠苗助長，會造成許多後遺症。健康的鍛煉方法，當然是逐步提升，慢慢增加訓練強度，配合適當的飲食，這進度會比較緩慢，可是效果則是比較持久而穩定，不會帶來副作用。

以上的比喻，相信大家也會開始明白，為什麼吃米麵主食是一種依賴了。健康人不一定要天天吃精製的「主糧」，可以吃粗糧如糙米，也可以不一定吃澱粉質，例如只是蔬菜水果，也可以得到健康。人類屬於靈長類動物，跟猩猩、猴子的基因和身體結構十分相似，牠們主要吃水果和葉子，也不需要吃穀類，可以證明人類無需吃穀類也可健康生存。

那為什麼人類這麼依賴精製主食？其中一個主要原因，就是人類「太累了」！不像動物般懂得休閒、放空、不工作！經常覺得疲乏，就會想多吃一點補益的東西，來讓自己可以有足夠精力了。這還是提神飲食之中所提到的問題，累了，就應該好好休息，直接面對問題，轉移視線到食物去，沒有看到真正的問題，問題始終會浮現。

濃重口味

現在人吃的口味愈來愈濃，「重口味」這個詞語變成生活的日常。吃濃味食物，主要是指使用調味品過多，而且一般超市之中所售賣的調味品，例如醬油、醋、酒、油、辣椒、鹽、糖、味精、香料等等，或者許多醃製食物，大都是經過化學調製，裡面含有許多人工添加劑，對健康造成風險。雖然也有天然製作的調味料，例如有機醬油、冷壓橄欖油等，可是價格比較高，不是人人都喜歡用，實際上就算是天然的調味料，如果使用過多也是重口味。

為什麼人喜歡濃味食物？基本的原因是，由於食物品質降低，需要透過外來的東西增補味道。例如菜沒有菜味道，瓜沒有瓜的味道，這是由於使用農藥、土地貧瘠、氣候變化，或者每一種食物有適當的地區水土環境種植，可是移植到其他地方廣泛種植後，就失去了原來的味道。老一輩的人常常說，現代的食物味道跟過去很不一樣，有時候找到一些有機食品、古法種植炮製的，能夠吃回童年的味道，就會十分感動。

現在不少人喜歡吃辣，甚至是「無辣不歡」，喜歡吃辣的一個常見原因，就是覺得食物味道不好，因為當吃得比較辣的時候，就會掩蓋了所有食物的味道，因此只要常備辣椒油，什麼食物都可以吃下去。

喜歡濃味的一個更重要原因，就是因為面對生活麻木了，需要尋找更強的刺激，才可以有「生存感」。其實一個人喜歡抽煙、喝酒，甚至是吸毒，也有類似的道理，就是追尋刺激感。我曾聽過一種心理理論，解釋為什麼人喜歡抽煙？因為抽煙的過程需要呼吸，在一呼一吸之間，其實就是一種「靜心」方法！（就好像練習10（第一三二頁）提到的呼吸方法一樣），當我們專注下來呼吸了，內心開始平靜，呼吸間就感覺到生存的感覺，終於覺得自己正在活著！這種感覺，卻是一直被遺忘了。當然抽煙的時候，煙草焦油的刺激，更加增強了身體的感受，無論是抽煙喝酒或吸毒，也是很「有感覺」的事情，如果面對人生的各種問題，內心都麻木了，這些刺激重新喚醒自己是「一個人」的感覺。濃味食物也是如此。

當然這樣說，好像說抽煙的好處，實際上這好處當然會帶來許多健康和環境的問題，不是健康的方法。如果我們明白其中的原理，只要透過意食，專注，呼吸，這些才是更簡便的方法，去給自己得到生存的感覺。

當頭腦的雜念愈多，心不在焉，食而不知其味，那麼就愈喜歡重口味，想吃更多、更濃味去滿足自己。解除濃味食物成癮，方法很簡單，只要透過意食的方法，活在當下，讓自己細味每一口食物的味道，就會逐漸享受得到天然食物的味道，清淡簡單也覺得美。因此有一句話說：「快樂不是在乎享受得多，而是在乎需要得少。」

第四章 意食入門 Q&A

Chapter 4.

在我們推廣意食的經驗中，當你開始嘗試將意食融入生活之中，自然會提出一些問題，以下收集了一些常見問題，透過我們志工團隊的經驗簡要回答。

意食疑難全攻略

意食不單是進食的過程，也可以包括整個飲食相關的生活，例如吃飯前的準備，挑選食物，煮飯過程，洗菜切菜，以及吃飯後的收拾整理等，這些過程中也可以保持意食的態度，以下的常見問題，也一起探討如何將意食態度融入生活。

1. 怎樣才算實踐意食？

只要做到本書提到的意食兩條法則：「食不言，心不語」，那就已經是正在進行意食，是最基本要求。其餘意食的三種階段、三種方法、十八種技巧，十種心態和四十個練習，也是幫助我們深化意食的工具。

意食是一種飲食態度，它並無嚴格規則，實際上，每個人吃飯，也總會有一些時間不說話、內心平靜的！只是這是否有察覺、有意識地進行。因此更應該說，每個人也可以是一個「意食者」，只是我們能夠做得多深入、多專注。

2. 意食一定不可說話嗎？

就像你去電影院看戲，是不是一定不可說話？當然不是。可是一般的共識，為了大家可以安靜專注的看，觀眾都要安靜，就算說話也要輕聲細語，不然有人在高談闊論，就會影響他人，讓人煩躁。

意食的兩條法則之中，第一條說要「安靜地吃，口不作聲」，這是實行意食自然會做的事情，也是一種共識，這並非戒條、戒律，不遵守不會受到批評和制裁，只是這樣就難以令人專心投入了。

一開始嘗試意食，可能會覺得不說話不習慣，熟悉了之後，吃飯時不說話就會變得很自然了。

3. 何時進行意食最好？

剛開始嘗試意食，最好是一個人吃飯的時候進行。比如在吃早餐時，可以自己慢慢吃，就算是帶著在車上慢慢吃也可；或者有時候午餐，自己帶上餐盒，到公園或者海邊去，讓自己安靜下來，在好的環境吃會有更佳體驗。

如果時間允許，有時候刻意放慢吃的時間，一頓飯大概一至二小時吃完，慢慢細嚼吞嚥，享受整個飲食過程。如果能夠參與這一類的飲食活動，例如慢食活動、聚餐，可以幫助你更快體驗得到意食的快樂。

比較難的可能是與家人吃飯，不少人的家中習慣一邊看電視一邊吃飯，這過程其實也可以自己默默的進行意食，只要自己專注地吃，別管其他人在看電視，那樣也是可以得到專注的。跟親友吃飯，別人說話，你不一定要插嘴，可以安靜「自己吃自己」，當然一邊吃飯一邊有聲音干擾，那會有一定影響，這就要看自己的定力如何了。也可以事先跟家人說，我想嘗試安靜慢慢吃，只要有共識就不會覺得尷尬。

4. 怎樣與親友一起意食？

當自己一個人比較習慣意食的感覺，就可以嘗試跟親友一起體驗意食。事前跟大家介紹簡單的「規矩」，如果是第一次體驗，可以告訴大家，開始吃飯的前五分鐘，什麼話都不要說、不可發出聲音，也不要聊天、不要看電視看手機，大家就專心吃飯，不要管別人，看看會什麼樣？也可以當作是一種遊戲進行，例如誰先發出聲音，最後就要幫忙清潔洗碗。

如果沒有這種習慣，一開始可能覺得奇怪，只要做過幾次習慣了，這反而是更親切的體現，代表著一份愛，就好像情侶一起坐著不說話，也會感覺到愛一樣，吃飯不用說話，表示大家的愛和信任。一起專注的吃，享受飲食的快樂，對大家的身心也會更健康，負責做飯的廚師也會十分快慰。

5. 如何開始意食最好？

千里之行，始於足下，現在就是最好的時候！幸福並不是在未來，而是在每一個當下。例如現在就拿一個水果來吃，吃的時候安靜專注，那樣已經是在實踐意食了。也可以在下一頓飯就開始。

很多人會懷疑，如果我這樣安靜的吃飯，對別人來說會覺得你是怪人！坦白說，這只是自己給自己的看法而已，身邊的人可能比你更樂意安靜地吃飯，只要我們對自己信念有信心，樂意跟人分享，自然容易進行。

6. 可以多人一起進行嗎？

當然可以！就算是一百人、千人宴，也可以進行意食！這就好像不少宗教團體吃飯前要祈禱、感恩，又或者聚餐之前先安靜聆聽主持人說話，這些也有意食的元素在內。不一定整頓飯的過程都不可以說話，只要能夠做到前五至十分鐘，或者吃飯的前半段時間專注，後半段可以輕聲細語地聊天，那樣也會很不錯。

實際上共同一起實踐意食，效果更佳！這就好像是練習靜坐，一個人往往不容易坐久，可是很多人一起練習，就容易堅持下去。這就是「共修」的力量，一起練習的氣氛，可以幫助我們更加投入。

7. 難以實踐意食怎麼辦？

學習了意食之後，大家都會明白，意食只是正常人、甚至是凡是動物都應該做的事！於是心中開始渴望，想每天都這樣飲食。可是到了實際生活上，也不一定允許這樣做。

我實踐意食之後，其實還是經常容易吃飯焦急，有時候工作繁忙，也逼不得已還是要同時處理事情，或者飲食應酬總得要一邊吃飯一邊聊天……這些都是城市生活的常態，在實踐意食之後，這些生活形態，不會一下子就消失了。

實際上，不一定每一頓飯也能夠做到意食，自從有人類文化之後，人類與其他動物不一樣了，與自然愈走愈遠，人類也逐漸遺忘了自己的本能。透過意食，是幫助我們恢復這種本能，這個過程中，每個人的能力不同、實際環境不同，因而選擇適合自己的進程。每當我們真的有事情，不能做到意食，要謹記意食的態度——不要批評自己！做不到也不要緊吧，日後有機會可以做到的，現在能夠察覺到自己飲食過程沒有專注，那已經是一種覺察了，已經有進步了！

實際上，意食的根本目的不單是飲食，更重要是對自己心的察覺、用心做人。如果未能在一次飲食過程中專注，可是能夠帶著這份態度，應用在各種生活事情中，那就也是實踐到意食的精神了。

8. 意食等於開心地吃？

可以是，也可以不是。要看這開心是基於什麼原因，如果因為意食的過程，享受到食物的滋味而開心喜悅，這就是意食的目的。

可是在這過程中，要仔細的看自己有沒有批判心，如果吃了某些喜歡的食物就開心，吃不喜歡的就不開心了，這種喜悅卻不是意食所追求的。一般人經常為了開心去大吃一頓，這不等於是進行意食。

9. 意食會否「走火入魔」？

肯定不會。有些人覺得安靜專注的吃飯，很不正常，覺得凡是人吃飯也要說話的，不說話太奇怪了……這當然是本末倒置，因為社會變態了，將不正常的飲食方式，反而當作成了常態。意食不是宗教儀式，是各種動物的基本能力而已。

或許有些人會覺得，如果意食的目的是讓頭腦平靜，如果人不去思考、頭腦空白，會否容易讓邪魔外道乘虛而入？這樣的提問，也是靜坐練習的常見問題，回答很簡單，實際上人很難完全「不思考」，頭腦裡面要完全沒有念頭，是幾乎不可能的，意食跟靜坐的目標一樣，並非為了「不思考」，而是為了減少頭腦的念頭，達到「相對平靜」。而且意食的練習，大都是要「專注思考」，集中精神在觀察自己的感覺、念頭，這頭腦還是有很多事情在做的。

「走火入魔」，是指一個人出現神志異常，生活行為也受到影響，變成了一個壞人、怪人。這樣的原因，往往是由於在安靜專注的時候胡思亂想，特別想著一些偷搶拐騙、姦淫擄掠等的壞事情，那就加強了自己的信念，變成了你所想的樣子了，這就是You are what you think，你想什麼你就是什麼。這與意食和靜坐無關，是自己能否控制自己思想的問題。

10. 苦口良藥真的嗎？

直覺飲食提倡選擇自己喜歡吃的食物，可是有句話說「苦口良藥」，一般人都不喜歡吃苦藥，那是否代表這些藥就不適合我們？就算是食物，是否不好吃的食物就一定不好？這問題，我們從三個層面回答。

首先，如果能夠做到意食的較高階段層次，我們能夠熟知自己的心，很多時遇到適合的藥，也會按照自己的心去選擇，就算是苦味的，也會覺得好喝！我是中醫師，我們經常開處方不同味道的藥給患者，的確有些患者會說這一個藥很苦很好喝！相反的，有時候開處方一些甜的藥給患者，也有患者會不喜歡的，這就代表他身體未必能接受了。這就好像是自然界的動物，他們生病了，不是去找醫生開藥，而是自己去大自然找能治病的植物，吃了就給自己治病。

但是，因為我們未必能夠這麼認識自己的心，很多人會因為一些信念的干擾，總是覺得苦的就不好喝、辣的也不好喝，又或者覺得吃中藥的都是苦茶，曾經有過去艱苦的經歷記憶，於是影響著自己的價值判斷。而且，直覺飲食的方法是要求在生吃自然食物的狀態下判斷的，例如大多數西藥是化學合成的，這時候就未必可以用身體的感覺作判斷。

進一步而言，當身體病了的時候，這個味覺的功能受到影響，被蒙蔽了，那就未必能夠作出準確選擇。例如不少人生病時會感覺口苦、口酸、口甜，或者口淡沒胃口，這時候吃什麼東西下去，也會覺得沒感覺。比如門診上，有時候患者會告訴我：「你這個藥方很苦呢！可是繼續喝多幾次之後，就沒那麼苦了。」藥方沒有改變，為什麼味道會不同？其實只是自己的味覺不同了，一開始病人有口苦，喝藥之後味覺好了一點，就感覺到口中的苦味，可是吃藥之後口苦減輕了，就逐漸覺得不苦了。

因此，當你還未掌握意食的直覺飲食法則，生病時還是找可信的醫師，幫忙診斷開藥更好。

11. 什麼時候進食最佳？

身體有需要時才要飲食。可是生活中，大部分的飲食，都不一定是因為生活需要，而是因為習慣、情緒、交際等原因，如果身體不需要進食，可是卻還是吃下去，那就對身體未必有益處，反而可能造成傷害，加重身體的負擔。

飢餓時候吃最好！人體是有智慧的，飢餓感是幫助自己了解身體的直接方法，飽了就不想吃了。可是飢餓感不單是代表身體有需要，也往往代表習慣吃的時間到了，也可代表有情緒，可以有許多其他原因。因此，要判斷這飢餓感是否真實身體需要，就需要透過覺知飲食的幫助。

12. 一天應該要吃多少餐？

當然主流生活的方式是一天三餐，但這只是文化習慣問題，不少地區還是保留一天吃兩餐的習慣，古代的農村生活也一般習慣一天兩餐。實際上人不一定要吃一天三餐，可以視乎身體需要，可以一天一餐，甚至是兩天一餐、幾天一餐。注意，這裡不是反對人一天吃三餐，如果你感覺一天三餐的規律很適合自己，這是可以進行的，尤其是現代社會工作繁忙的生活，的確吃三餐可以幫助「提神」的需要。

這就像大自然的動物一樣，大部分動物都是「食無定時」的！並非必須有定時飲食的規律，人類也是一樣有這種能力。有些人會說：「如果食無定時的話，我會腸胃不適！」這就是代表他有腸胃本身有毛病，這種腸胃不適也可能是因為不去理解身體需要，習慣麻木地進食有關，腸胃健康之人食無定時是沒問題的。不能食無定時，就是因為生理時鐘形成了習慣，如果要改變習慣，當然需要一段時間去適應。身體有不適的時候，就要看怎樣治療，飲食的改變就需要逐步來，透過意食的幫助，仔細感受身體的變化，亦有助了解自己的真正需要。

13. 怎樣挑選食材？

學習自己做飯買菜，可以幫助我們更加了解自己的需要。到菜市場去挑選食材，看到面前不同顏色的蔬菜瓜果，透過覺知飲食法的方式，首先遠距離觀察各種食材，感受一下自己的心，哪種食材自己最心動？

然後走到心動的食物面前，用手輕輕觸摸一下，感覺這質感是否喜歡？甚至可以將食物放到鼻子前聞一下氣味，感覺自己是否喜歡這種食物？如果經過這幾個步驟，也感覺到想吃這食物，那就可以買它回家了！也可以嘗試做相反的實驗，找自己看上去不太喜歡的食材，然後拿上來聞一下，往往會得到相反的答案。

這樣買食物，好像只能按照自己的心意去買適合自己的食材，那就未必適合其他吃這頓飯的人了，如果要適合所有人，當然最好就每一個人都自己去挑吧！可是實際上並非人人也有空去菜市場，也有一種方法，就是在選購食物的時候，心中同時想著即將要吃這頓飯的人，感受他們的喜好，或者也會幫助選擇一些大家共同喜歡的食物。

14. 怎樣準備菜譜？

不少人煮飯是先準備好食譜，然後再去菜市場買需要的食材；如果是透過意食的方法，最好是先到菜市場用覺知飲食的方法選擇食材，然後再設計食譜。這需要要看是給自己吃或是給家人吃，還是有特別活動需要煮給多人吃，兩者態度有分別，多人吃的菜色當然要用頭腦好好計劃了，可是無論如何，兩者也需要保持開放的態度，見到有合適的食材就靈活地設計菜式，懂得隨機應變。

準備菜譜的過程，有想過跟沒想過會有所不同，能有計劃之後去買會很好，如果沒想好也無所謂。很多時在家設計了菜式，出外買菜時卻未必能買到合心意的，那就選擇次要的也可以，過程中學習保持平常心面對。負責煮飯的人最好同時是買手，有時候分工合作請別人幫忙購買，就未必買到最適合的食材，這時候也要學習不批判，遇到不合心的食材也不要浪費，盡力學習靈活變化。

我認識不少大廚，他們都不約而同地跟我分享一種煮飯的道理，就是「隨心而做」！他會告訴你，廚房冰箱裡面有什麼食材，有什麼調料，就做什麼菜式，就地取材。如果缺了某種食材，不一定要去買回來，懂得靈活變化，不用執著一定要怎樣做。一位大師是不會拘泥於方法，最緊要是心態！

與其思考「想煮什麼？」不如改為「有什麼就煮什麼！」無所謂吧！有空就自己買，沒空就隨便煮。

15. 怎樣洗菜切菜？

整個做飯的過程，也是一個意食的訓練時間。在廚房做飯，盡量保持不語，內心專注在每一個步驟之上，時刻提醒自己專注。

例如在清洗蔬菜的時候，感受著食物是否清潔乾淨，手也感受著水流，流水是否太多或者過慢？雙手觸摸著蔬菜，感受他們好像有生命的，與食物溝通，讚美和感謝食物，懷著感恩的心準備食物，食物會有更高能量。

切菜時必須要專注，不然會切到手受傷！刀法切下去時，流暢地從頭切到尾，專注用心去切，心急的話就會砍下去，心平就會清脆俐落，刀碰到砧板時聲音小，不會帶來噪音，也比較省力。整個廚房的工作就會更加安靜，不會讓人感覺煩躁。例如有些木材砧板有橫順的紋理，順紋切比較好，橫紋切會有木屑產生，損耗比較大，塑膠的砧板如果用力去切去刮，就會容易弄出塑膠屑，不小心吃下肚子對健康不好，這些細節也是當我們用心準備的時候就會留意得到。

使用廚具的時候，經常使用廚房的工具，用慣了就會感覺跟自己連接了，自然得心應手。有時候面前有很多把刀具，反而會不夠靈活，用習慣了其實一把就夠。如果刀不好了就需要打磨，但是要你察覺到它不夠鋒利，你才會打磨它，所以需要用心感受。

凡是用各種廚具，在哪裡拿的，就放回哪裡，不然就找不到了，所以要覺察自己從哪裡拿到廚具的，甚至乎擺放方式、方向，例如筷子的頭腳等。

在準備菜色的時候，要放輕聲音，例如切菜可以有聲，但也可以沒有聲音。當然也不一定需要這麼嚴格，有聲無聲並非重點，而是有沒有注意到這問題，有做還是沒做，心態是不同的。其實有時候有聲音也好聽的，所以也要看情況，這些聲音會否影響自己？心平氣和的話，切菜放廚具的聲音也會放輕。

16. 怎樣煮飯做菜？

在整個做飯的過程，也可以保持意食態度，安靜專注，透過專注的訓練，也可以有助提升察覺力，更有效率。

在我認識的廚師之中，不少將煮飯過程當作是一種靜心、休息！他們不覺得煮飯是一件辛苦的事，反而覺得廚房就是一個休閒的空間，在裡面可以專心做自己喜歡的事，看著食物有不同顏色、不同狀態，就欣賞到自然之美，自然感到開心喜悅！他們甚至形容煮飯就好像是唱歌跳舞一樣，投入一種自己的嗜好，自然會開心起來。

坦白說，我並非善於下廚之人，我自己煮飯也經常有「想快一點完成」的感覺，希望趕快做完吃完，就可以回去自己的工作之中，因此會覺得煮飯是浪費時間的事情，只要給我吃就好了！有這種感受也十分正常，也不用自責。可是每當聽到這些廚師、主婦分享這些話，都讓我深刻的反思自己，我在生活之中，做自己喜歡事情的時候，有沒有這種投入喜愛的感覺？每個人也有興趣愛好，如果我們都投入地做自己喜歡的事，人生就自會快樂。

就此問題，我也曾跟一些喜愛下廚的朋友請教，怎樣可以下廚而不覺得浪費時間？首先，其實他們也經常有這種感受的，生活迫人，也不一定經常有閒情逸致享受煮飯，可是他們也會提醒自己，時間短也好，也可以好好享受吧！比如香港人有一句話說：「不要急，最緊要快！」這十分有趣，就是行為上我們也可以做得很快手，可是最要緊的是心平，不煩躁、不焦急，亂中有序，那樣也是一種專注！專注不一定要慢慢來，就好像很多運動員都是快速做精準的動作，需要的就是專注。

當然了，如果每天都這麼焦急，這是很累人，所以廚師們可以的話，也會給自己更充足的時間，例如用三至四小時去準備一頓飯，那就可以更輕鬆自在了。這時候就可以欣賞得到食物之美，例如面前有一些蔬菜，有一些部分沒有那麼漂亮，如果心急的話就會很想把它丟掉，看不見就算了，如果心平的話，就會想著這些部分還可以用來做什麼食物？或者就算不吃，可否拿來餵狗、做堆肥、做酵素等等，一念之差，可以更加有智慧去處事。

17. 怎樣上菜傳遞？

煮好飯菜之後要送到桌上，還要準備餐具，整個過程也可以保持意食的態度。

還是要專注，首先要知道自己要做什麼，有多少人吃飯，準備多少碗筷。比如捧著一碗滿滿的湯，需要小心保持平衡才不會溢出，擺盤裝飾好的菜式，也要慢慢放上才不會移位。專注就是如何將心跟所有事情連結，融合在各樣事情之中。

傳遞料理菜盤的過程也是重要的，怎樣將食物交到客人手上。送上食物，並非是「餵動物」！傳遞的不單是食物，背後傳遞的是愛，因此懷著愛心，恭敬的將食物交上，過程中專注看著面前的食物，帶著微笑，給予食物祝福，也要看著客人的眼神，將自己的愛心送上。客人收到食物，就自然會感覺到幸福，整個過程之中，施者和受者的心應該是相同的，也不只是為了服務別人，更重要是這個過程是自己喜歡的，透過食物做媒介，憑著這一份恭敬的心，自然將心中的愛散發出去。

整個過程保持「用心」。用心做人，不同人有不同界定，有些人的用心是想好各種食物的配搭、色香味，有些人覺得要好吃，有些人特別看服務態度等等，我們也學習欣賞不同的觀點，接受每一刻的不同心情。每一位接受者的感受也會有不同，但意食的目的是要專注去觀察自己，其次才是感受別人的心意，對方是否能夠接受也不要緊，客人就算不喜歡面前的食物，那也只是一次體驗而已。雖然用心是重要的，但也提醒不要太過用心！太過用心就變成用腦了，思前想後、想得太多別人的看法，那樣也會太累了，專注在自己內心的感覺，放鬆自在就可以了。

18. 怎樣使用調味料？

使用調味料，如果不夠專注，很容易使用太多，造成浪費之餘，更會令食物味道太濃。有些人炒菜，直接將醬油倒進去鍋裡面煮，這樣醬油都會沾在鍋裡面，大都被鍋「吃了」！

使用醬油，可以用「貴買便用」的原則：選買優質的調味料，有機天然釀製的、古法炮製，沒有化學製作和添加劑的，用冷壓製作的油等等，這些調味料價格都比較貴，但懂得使用技巧也可以十分便宜。

技巧就是，直接將醬油放在料理上面。就是都是煮好料理之後，放在盤上，最後才將醬油直接倒上去，倒的時候要慢慢來，要專注看著，保持流出來的醬油成一條細線，不然一下子倒太多就毀了整盤菜了。這有一些小技巧：剛開始不太懂得掌握倒多少，可以先倒少一點，覺得不夠才再倒；又或者將醬油倒在湯勺上，方便再次斟酌用多少；倒的時候要倒在食物上，甚至直接倒在自己的飯碗上，那就減少醬油沾在碗盤上。這樣需要用多少才倒多少，將全部醬油都吃下去，就會減少許多浪費了；也可以將調味料都放在餐桌附近，方便家人自己選用。

倒完了醬油，通常最後幾滴容易沾在瓶口，然後流到瓶身弄髒了，又要用水清洗，要避免這情況，可以用筷子貼在瓶口，倒醬油時透過筷子引導醬油流下來，倒完了之後先將瓶子逐漸立起，並把筷子分開，醬油就不會滴落，筷子上的醬油還可以吃掉。

透過意食的練習，可以幫助我們更享受食物的原味，脫離濃味食物的依賴，使用調味料就會逐漸減少呢！

19. 怎樣洗碗收拾？

餐後洗碗，往往會覺得是一件辛苦的事，例如餐廳洗碗的工作，會覺得是低下階層的工作，薪金較低。一些婦女經常洗碗清潔，也會容易患有「富貴手」（或稱主婦手），即是手部濕疹，在筆者《向癒》一書中的第三個案例，初起時就是患有富貴手，其後變成了全身嚴重濕疹，這在情緒上就跟壓抑的憤怒有關，而如果濕疹特別發作在手上，富貴手的心理特徵就是「不想做」！於是就將濕疹生在手掌上，結果真是不用工作了。

洗碗好像是一件苦差，可是另一邊廂有新聞報導說，全球巨富比爾蓋茨會在晚餐之後搶著洗碗！他說非常喜歡自己的洗碗方式，還有不少富豪、名人也說自己喜歡洗碗，究竟為什麼？因為當我們專注在洗碗上，這也是一種靜心的過程，可以幫助自己放鬆減壓，透過洗碗，也洗滌心靈，幫助清除自己的煩惱；當頭腦比較平靜的時候，內心直覺湧現，因此更容易發揮創意，對工作也有幫助！洗碗也可以提醒自己要謙卑，食物得來不易，感謝廚師，透過身體力行，表達這種感恩的心。

這真是十分有趣，有人洗碗的時候十分煩躁生氣，也有人洗碗的時候反而可以消除煩惱，面對同樣的事用不同的心態，就有不同的結果。所以當下改變心態十分重要，如果洗碗的時候感覺煩躁，就深呼吸一下，讓自己回來當下，保持專注。洗碗也可以是表達感恩的工具，能一刻鐘這樣已經很足夠，慢慢投入進去，不一定第一次就做到，練習不容易煩躁，這需要有一個過程，逐步投入就可。

就像煮飯一樣，如果洗碗要心情愉快，當然需要有充足時間，不要急！但就算快也可以的，只要心不急就可以了。保持專注，就不會浪費太多食水去清潔，控制一個最節約的水流；看著水的流動，也是一種持續專注的好方法。

我們過去舉辦意食活動的時候，很多時候煮一次飯，要清洗一、兩百副碗筷！可是我曾聽過志工分享說：「洗碗的過程十分開心，真是愈洗碗愈開心的！」「感覺洗碗布、水流的接觸，覺得生命是跳躍的、是活的！」「精心呵護自己的餐具，就像幫自己兒女洗澡那樣親切」「洗碗完成，所有東西都清潔好，恢復原狀，就會感到十分愉悅！」聽到這樣的分享，雖然我也會覺得十分誇張！可是也被他們的投入用心而感動。

20. 如何推廣意食？

所謂言教不如身教，首先要從自己做起，在每天生活之中經常實踐，當自己熟悉了意食的方法，享受得到意食之美，有了親身體驗，就會自然想分享給身邊朋友，那就是最好的推廣。

接下來就會想帶領大家一起體驗，可以從家庭開始，跟家人聚餐時候，嘗試五至十分鐘跟大家進行意食，如果感覺舒服，可以跟大家保持意食的習慣，這樣吃飯可以促進家人的和諧幸福。

也可以從餐廳吃飯開始，如果約親朋到餐廳吃飯，首先要挑選比較安靜的餐廳，而在開始吃飯的前五至十分鐘，跟大家說一起意食，那樣先吃飯、後聊天，對大家的身心健康都有益處。

甚至可以刻意策劃意食活動，如果你平常會舉辦一些飲食聚餐活動，或者是學校老師需要陪伴孩子吃飯，又或者舉辦課程講座，過程中會需要安排餐飲，作為主辦單位，可以帶領參加者在吃飯過程中體驗意食，這樣可以讓參加者更充分休息，參加者會對活動更加印象深刻。

要推廣意食，最需要是「從心做起」，只要我們有心去推廣、用心去做，就自然會讓身邊的人知道其中的好處。從自己做起，逐步引領社會文化範式轉移，那就是「正心、誠意、修身、齊家、治國、平天下」的過程，也同時代表著人類往自己內心的回歸，更加認識自己，意識提升。

第五章 意食的意義

Chapter 5.

仔細探討了各種意食常見問題之後，就可以更有信心，明白如何在生活中實踐意食！當你實踐意食一段時間之後，就會逐步體驗到意食的好處，在本書的最後，總結意食的意義和價值。

1. 終極健康飲食法則

意食的最終目的，是幫助我們獲得終極健康！

什麼是終極健康？是可以長壽百歲，身體動作還不會衰退，精神飽滿，心態喜悅，無疾而終的健康人生。

要達到終極健康的境界，首先要做到的，是主動掌控自己的人生，飲食是人生重要的部分，可是我們很多時將飲食的主權，交給了專家、交給了別人。誰說吃什麼好，我們就去吃什麼。可是凡是動物，也有決定自己吃什麼的能力，為什麼我們卻會忘記了？這就是人類學習了太多知識之後，反而忘記了自身的本能！意食就是幫助我們，重新獲得這種能力，幫助自己正確選擇食物。

除了懂得正確選擇食物還不夠，我們還要懂得怎麼吃！因為就算你吃得非常營養豐富，可是如果一邊吃，一邊在思考，頭腦不能停下來，這樣吃多少也吸收不好。食物營養屬於外在的部分，而內在的吸收能力不好的話，你就算吃多少也未必有益，而吸收的能力跟人的思想有密切關係，當人思慮太多，就影響整個消化吸收過程。

意食除了幫助我們選擇最適合自己的食物，更加提醒我們要怎樣吃，就是要學會安靜和專注地飲食。透過簡單不說話的方法，讓自己內心專注下來，這一個簡要的步驟，可以改寫我們的生命。一天兩三頓飯之中，如果都能夠做到這樣飲食，人生就會不再一樣。

意食是一種飲食態度，這種態度基於一個信念——**要對自己有信心**。我們過往總是習慣聽專家的意見，聽書本的知識，聽父母的教育，可是卻忘記了我們本身就有能力，去決定自己吃什麼。就算是科學研究的營養知識，也總有例外，也不一定適合當下的自己，唯有我才能夠清楚自己的需要。

如果我們選擇放棄，將主動權交給別人，不相信自己有決定飲食的能力，這就是一種對生命的恐懼，不相信自己是一個獨立的人，有這樣的恐懼自然會百病叢生；相反如果我們透過意食的訓練，愈來愈相信自己擁有生命的主權，信任自己的覺察和直覺能力，可以知道什麼食物才是最適合我的，那就是克服了深層的恐懼了！這樣也是為什麼意食能夠幫助人獲得終極健康，其實並非只是飲食的方法技巧問題，而是意食最終可以幫助我們，成為一個更有自信的人，克服深層的恐懼制約，獲得人生的自由。

2. 提升選擇食物覺知

回歸人類本有的能力。

現代社會的生活方式，將人與自然切割開來，大部分城市生活的人，都不知道食物是怎麼來的？不少孩子也不知道每天吃的豬肉牛肉雞肉，其實是來自真實的動物：豬牛羊雞鴨鵝。許多人（也包括我），也是五穀不分（不知道五穀包括了什麼），很多時也是四時不分（不知道食物當造的季節），因此不知道如何順應自然而飲食。

試想如果你是一百年前，生活在傳統農村的人，沒有網路、沒有營養學、沒有這麼多書本，知識不容易流通的時候，人們生活節奏也沒那麼繁忙，大部分人其實都是過著意食的生活形態。由於當時容易接近自然，直接面對農作物、接觸食物，也因為較少身外的知識幫助，因此必須訓練自己的覺察能力去認識食物。

提倡意食，實際上只是回歸人類本有的能力，在現代如此紛繁的社會之中，尤為珍貴。人類進入了物質豐盛，資訊氾濫的時代，可是卻迷失了自己，忘記了資訊不等於知識，知識又不代表真理，依賴了身外之物，隨波逐流，逐漸忘記了自己，怎樣在亂世之中站得住腳？面對各種風浪不會動搖，做一個有智慧的人？這需要我們更加努力，才能面對挑戰。

當我們明白意食的道理，整個飲食生活得以改變，例如會更支持本地生產的食物，所謂一方水土養一方人，這會更適合自己的身體需要，也會減少運輸的能源消耗，同時吃了當季順應自然而生的食物。更希望選擇優質的食材，例如有機耕種的食物，味道和營養上更勝一籌，有機食物也是為了地球而努力，減少使用農藥破壞環境。也會支持公平貿易的食物，明白食物的來源之後，更會感受到食物影響的不單是健康，更是影響到別人的生存，甚至是國家的經濟。購買食品的時候，會更加留意食物的成分、營養標籤，知道減少食用含有添加劑的食物。

如果有人在街上送給你一個饅頭，不知道哪裡製作的，你會不會吃？同理，如果在超市拿著一包食物，營養標籤上有一堆你不懂的化學成分，你會不會將自己當作是白老鼠，每天在身體做化學實驗？

透過覺知飲食，可以幫助我們選擇正確的食物，避免吃不健康的食品，有助我們發現自己對某些食物的依賴，脫離食物成癮的束縛。

意食也會幫助我們減少吃肉，如果我們用意食的方式，安靜下來仔細嘴嚼肉類，就很容易感覺得到，肉類其實並非真的那麼好吃，我們只是喜歡其中的調味料。當我們用心去吃肉的時候，也會發現到肉類背後的真相，肉食是從動物而來，動物是怎麼飼養的？牠們經過了非常大的痛苦，剛出生就要母子骨肉分離，一輩子被困在籠牢之中不見天日、動彈不得，住在陰冷潮濕骯髒的環境中，被注射了許多的針藥，渾身疾病，最後還要面對屠宰的恐懼、悲傷和憤怒。農場動物一出生的目的，就是為了進入人的口中，為了滿足人的口腹之慾，當我們用心去吃肉，就會察覺到這食物背後，是來自一頭有血有肉有情的動物，很自然地會反問自己，我是否真的喜歡吃肉？

實踐意食，不一定要吃素，可是如果我們懷著感恩的心去實行意食，就很容易感受到動物的痛苦。例如一塊肉放到面前，要吃進去的時候，也是應該懷著感恩的心，去感謝這動物為了給供養我們，因而犧牲了自己。但這只是感恩之心的萌芽，如果我們真的有這樣感恩的心，就不會願意別人再為自己承受痛苦了。事實上，這也是為什麼許多人吃飯這麼快、這麼急了，就是因為不願意知道食物背後的真相，因為如果每一種食物，都要靜下心來體會，確實很多現代的食物，都不可以再吃下去了，這其實也是掩耳盜鈴吧，裝作看不到。

人類始終要到覺醒的一天，為了地球環境、為了地球的眾生，實踐意食是其中重要的第一步。

3. 建立對萬物的尊重

透過認識自己的心，
從而幫助我們認識世界。

意食是對食物的基本尊重，無論是動物的一生、或者是植物的生長過程，既然能夠成為人類的食物，也是值得我們感恩和欣賞的。

當上文提到動物的痛苦，有些人也會質疑，認為植物也有生命、也有痛苦，說到這裡，會有人用科學的方法去證明植物也有痛苦，也會引用哲學討論，就像《莊子》記載著名的辯論：

「莊子與惠子游於濠梁之上。

莊子曰：『儵魚出游從容，是魚之樂也。』
惠子曰：『子非魚，安知魚之樂？』
莊子曰：『子非我，安知我不知魚之樂？』」——《莊子．秋水》

這裡記載了莊子與惠子的一段對話，他們倆在一處水橋上遊玩，當時莊子見到一種魚從容自得地游泳，就說他覺得這魚是快樂的，然後惠子就反駁他了，說你不是魚，你怎麼知道這魚是快樂的？然後莊子又再反駁說，你又不是我，你怎麼知道我不知道魚是快樂的？這段話之後，原文還記載了多兩句他們的對話的，這裡從略。

這是著名的「子非魚」辯論，許多人從邏輯上去討論莊子的思想，可是這樣的討論十分「頭腦」，很多人聽上去都覺得很累，看完還不明所言，不如嘗試回到「心」去理解更為直接。

比如有人說：「吃植物也有痛苦」，就像這樣的討論一樣，「如果你不是植物，你怎麼知道植物有痛苦？」，然後又可以繼續反駁：「你不是我，你怎麼不知道我不知道植物的痛苦？」這樣的討論，或許是沒完沒了，就算最後辯論從邏輯上贏了，也未必能夠讓人折服。

這類問題回到真實生活，還可以不斷延伸，不單是魚了，就算是其他人，比如你的好友，你可以說：「你不是他，你怎麼知道別人想什麼？」如果是這樣做人，那實在太累了，我們總不會是別人，可是人是可以理解他人的痛苦！那叫做同理心、憐憫心、慈悲心、身同感受，這些都是真實存在的。

人的心是有這樣的能力，去感受和認識這個世界萬物。如果說「你不是植物，你怎麼知道他有痛苦？」這就好像是否認了人有認識世界的能力，實際上每個人也有這種能力，如果我們不相信自己，就當然無法使用這種能力了。

關於這類問題的答案，還是不妨回到意食的法則，不要說話爭辯了，就專心去用心感受吧！例如比較動物和植物的痛苦，不妨直接入廚，用心感受，就會得到答案了。比如你想要吃「雞肉馬鈴薯」這道菜，那就買一隻新鮮的活雞和一些新鮮的馬鈴薯回來，然後我們用刀好好「處理」面前的食物，仔細看看自己內心的感覺？那就很快可以知道答案了。

實際上，雖然我們未必可以知道對方的全部感受，但是自己的感受，卻是真實存在的。透過認識自己的心，從而幫助我們認識世界，這就是意食的態度，先由認識食物開始，繼而慢慢融入生活。

意食是對自己的尊重。我們連自己每天的飲食，都如此隨便帶過，其實就沒有尊重過自己的身體。大家都聽過一段經典名句：

「身體髮膚，受之父母，不敢毀傷，孝之始也。」——《孝經》

飲食能夠直接進入人體，影響身體健康，當然值得我們重視，不應該隨便飲食，這也可以理解為孝道之一。如果我們不懂尊重自己的身體、尊重自己的飲食，就很自然地不懂尊重他人、尊重環境、尊重生命。

透過意食的練習，是對萬物重新連結，建立一份彼此尊重的關係。

4. 安定才能正確思考

定、靜、安、慮、得。

意食的基本目的，是幫助我們選擇正確的食物，獲得飲食健康，可是意食不單止於此處，在本書開始時也提到，意食可以提升覺察力，可以分為三個層次，這裡再重溫一下：

一、覺知飲食與自己的關係
二、覺知我與自己的關係
三、覺知我與天地萬物的關係

第一層次就是指飲食健康的問題，可是當我們開始明白如何做到飲食與身體健康的關係，也反映我們更加認識自己的心，這種心的能力逐步擴張，就會逐步發展出後面的兩層次的能力，更能掌握自己的人生、甚至是自己與萬物的關係。因此，意食可以理解為「基本功」，是入門的方法，可以引領人生全面提升。

為什麼意食有這麼厲害的作用？這在《大學》之中第一段就提到了：

「大學之道，在明明德，在親民，在止於至善。知止而後有定；定而後能靜；靜而後能安；安而後能慮；慮而後能得。物有本末，事有終始，知所先後，則近道矣。」——《大學》

這裡提到做大學問的道理，怎樣讓我們明白自己天賦光明的德性，去親愛民眾，並且使他人才德日新，從而達致終極之善的境界！方法就是後面四個階段。首先我們心中有這種「邁向終極之善」的想法，就讓我們有定力、專注做事情；有了堅定之後，內心就能夠安靜下來；安靜下來之後，內心就得到平安；得到平安之後，我們就能夠正確思考，作長遠考慮。結果就可以明白各種事物的本末、終始、因果、先後、標本。

看了這段文字，有沒有感覺到，跟本書提到的意食法則，有十分相似的論述？實踐意食，首先也是喚起我們心中對於「終極健康」的渴望，透過意食的方法讓我們安靜專注下來，因此內心就能夠得到覺知，直覺力提升，就能夠更好的認識萬物。

意食可以幫助我們更加正確的「思考」！現代教育十分重視人的思考，可是卻忽略了，思考必須要有一個更重要的前提，叫作「觀察」，所以《大學》也提到這名句：

「格物、致知、正心、誠意、修身、齊家、治國、平天下」——《大學》

這段話在本書之中多次提到，每次我們用不同的角度去闡述。過去我們集中講「正心、誠意」的意思，但是也不要忽略最開頭的四個字：「格物致知」，格物就是透過觀察、比較事物，然後認識得到知識，這過程中當然需要經過思考。可是如果這個思考的過程，沒有經過「正心」的前提，那麼思考就容易不準確，變成憑空想像，浮游無根。真正地懂得「思考」，需要內心平靜、安定之後才能準確進行，可是當今社會的教育學習，往往是在緊張壓力的前提下進行的，因此導致了許多問題，人更不容易相信自己的能力了。

5. 心平能成就一切事

透過意食，練習讓情緒念頭達致中和。

意食的過程，雖然提倡用心感受，減少思慮，但其實並非叫人以後都「不要思考」！相反，是幫助我們如何更「有效地思考」！可以更好地實踐「中庸之道」的思想。

什麼是「中庸」？中庸並非是「平庸」之意，比如說一個學生的學習成績，中庸不是指「不高不低，在中間就好了！」中庸的「中」就是「一矢中的」的中，是正中央的意思，亦即是指最佳點！如果說達致中庸之道的學業成績，那就是指得到滿分了！

「喜怒哀樂之未發，謂之中；發而皆中節，謂之和。中也者，天下之大本；和也者，天下之達道也。致中和，天地位焉，萬物育焉。」——《中庸》

如何可以實踐中庸之道？以上文字清晰地提出兩種層次階段：「中」與「和」。最高的層次，是我們的喜怒哀樂等情緒，如果沒有產生出來，這就是「中庸之道」的最佳典範！其次的層次是，這些喜怒哀樂的情緒有發洩出來，可是都是符合節制、節度的，那也算是和諧的。如果能夠做到中庸之道，是這個世界和諧的根本！天地萬物都各從其位，萬物都能最佳發展成長。

這裡要提醒，中庸之道的最佳層次，不是指情緒沒有「發出來」，有些人覺得，如果我有情緒不發出來，那是多麼抑壓辛苦啊！這裡不是這個意思，而是在面對困擾的事情，從根本處沒有生起情緒！例如你在街上，被人踩到了一腳，你覺得痛，但你卻沒有生起憤怒怨恨；又例如你中了彩券得到幾千萬，你也沒有因此生起很大的情緒，只是平和的說了一句：「嗯，中了。」不卑不亢，遇到風浪不畏懼，處變不驚，是多麼高的境界啊！

透過意食的幫助，學習正念飲食、學習正心、學習不批判，學會調節自己的情緒，當情緒生起來的時候，只要不執著它，它自然會過去了、離開了，情緒加快平伏，那就已經達到了中庸之道的「和」的層次。如果一直透過意食的訓練，到了意食的第三階段，就是在「飲食的時候，頭腦念頭不被動生起，內心寂靜」，那時候就已經到了中庸之道的「中」的層次了！那是多麼高層次的人生，就是做到孔子所說的「君子」了！

這也是上一節所提到的原因，透過意食可以讓我們內心變得平靜，繼而減少了情緒的干擾，做任何事情也容易得到正確的決定，因此就能夠穩步邁向修身齊家治國平天下。

如果我們要家庭幸福、事業成功、國家繁榮，首先要學會掌控自己的心。在中醫傳統有一句話說：「上醫治國」，同時還有另一句說：「上醫治心」，實際上治心與治國，是同一回事。

後記　意食是飲食的革命

意食是對自己內在神性的覺知，中醫上認為「心藏神」、「心為君主之官」，心之中藏著人的精神，掌控著整個人的五臟六腑、生命健康、思想性格，當我們更相信自己的內在，自然會發揮潛能，做真正的自己。因此，意食除了是向外認識食物的過程，實際上更是向內認識自己的過程。

You are What you eat，你怎樣吃，就成為了怎樣的你。有句話說：「修身先修口」，學習修煉自己的語言，在吃飯之中不說話，專注回到口中的感覺，就這樣兩條簡單的意食法則「食不言，心不語」，就可以幫助我們去認識自己，從飲食改變思想習慣和行為，繼而改變了健康和命運。

意食是一場飲食的革命！除了將你從飲食的束縛中解脫出來，可以真正掌控自己的飲食，意食更是透過飲食去給人生做革命。凡是革命也是「命運的變革」、「革自己的命」！一般人說革命，主要是說社會的變革，可是「要改變世界，就先要改變自己」，當我們內心變得平靜，外在環境亦會因此轉變。

「和平從餐桌開始」，面對現今世界的天災人禍日益頻繁，全球暖化、饑荒戰爭，各種社會問題，我們並非坐視不理，可以做的事情很多，例如從每一天的飲食開始，透過意食來改變自己，這個世界定會因你而變得更加美好。

綠色生活教育基金介紹

綠色生活教育基金（簡稱「綠生基」），二〇〇四年在香港成立，旨在推動身心靈轉化，幫助人實踐綠色人生，以綠化每一個香港人為願景。

★綠生基之下設有四個主要項目：

1. 蔬乎里：純素蔬食廚房，舉辦廚藝班及烹飪工作坊
2. Club O：舉行各種活動的平臺
3. Club O店：精選優質綠色產品的服務中心
4. 香港素食會：推動香港素食文化的組織

★什麼是綠色生活？

綠色代表自然、生機，綠色生活即遵循自然規律的生活方式，從而達致健康人生。綠色與生活，前者強調內心，後者強調實踐。其中綠色還包含一些特質：

1. 正面積極的思想——就像陽光透過植物轉變成能量。
2. 包容和諧的文化——就像自然界和諧共融、和而不同。
3. 平靜自覺的心態——就像在大自然舒適的感覺。
4. 轉化成長的過程——就像生物繁衍生生不息。
5. 協同互助的社群——就像生態環境互有關聯。

綠色也包含了不同的顏色，例如深綠、翠綠、青綠、淡綠，而無論是哪一種顏色，更重要是自我的轉變，讓生活多一點綠化。

★綠生基的理念：

「人生應該活得自然、自在、自足！」

自然：順應宇宙自然萬物的規律、即天理、大道

自在：感到自由無拘束，身心舒暢

自足：人生本來自我完滿，知足常樂

綠色生活教育基金網址：https://www.club-o.org
會址：香港九龍旺角亞皆老街八〇號昌明大厦七字樓FGH室
電郵：info@club-o.org

根本飲食法

怎麼吃比吃什麼更重要！還原基本意識飲食方法，邁向身心安定的終極健康

作　者—李宇銘
美術設計—張巖
內頁排版—極翔企業有限公司
主　編—楊淑媚
校　對—李宇銘、楊淑媚
行銷企劃—林舜婷

第五編輯部總監—梁芳春
發 行 人—趙政岷
出 版 者—時報文化出版企業股份有限公司
10803台北市和平西路三段二四〇號七樓
發行專線—（〇二）二三〇六—六八四二
讀者服務專線—〇八〇〇—二三一—七〇五
（〇二）二三〇四—七一〇三
讀者服務傳真—（〇二）二三〇四—六八五八
郵撥—一九三四四七二四時報文化出版公司
信箱—台北郵政七九～九九信箱
時報悅讀網—http://www.readingtimes.com.tw
電子郵件信箱—yoho@readingtimes.com.tw
法律顧問—理律法律事務所　陳長文律師、李念祖律師
印　刷—勁達印刷有限公司
初版一刷—二〇一九年四月十九日
定　價—新台幣三六〇元

時報文化出版公司成立於一九七五年，
並於一九九九年股票上櫃公開發行，於二〇〇八年脫離中時集團非屬旺中，
以「尊重智慧與創意的文化事業」為信念。

根本飲食法：怎麼吃比吃什麼更重要！還原基本意識飲食方法，
邁向身心安定的終極健康/李宇銘作. -初版.-臺北市：時報文化，
2019.04

面；　公分

ISBN 978-957-13-7772-8（平裝）

1. 中醫 2. 養生 3. 健康飲食

413.21　　　108004827

ISBN 978-957-13-7772-8
Printed in Taiwan